ZOOLOGIE VÉTÉRINAIRE

NOTE

SUR LES

STRONGYLIENS ET LES SCLÉROSTOMIENS

DE L'APPAREIL DIGESTIF

DES

BÊTES OVINES

SUIVIE D'UNE

RÉPONSE AUX OBSERVATIONS CRITIQUES DE M. COLIN

SUR L'ARTICLE HELMINTHES

DU

DICTIONNAIRE DE MÉDECINE, DE CHIRURGIE ET D'HYGIÈNE VÉTÉRINAIRES

LUE A LA

SOCIÉTÉ IMPÉRIALE ET CENTRALE DE MÉDECINE VÉTÉRINAIRE

DANS SES SÉANCES DES 9 AVRIL ET 11 JUIN 1868

Par M. C. BAILLET

Professeur à l'École impériale vétérinaire d'Alfort, ex-professeur à l'École vétérinaire de Toulouse, chevalier de la Légion d'honneur, membre de la Société impériale et centrale de médecine vétérinaire, de l'Académie impériale des sciences, inscriptions et belles-lettres, et de la Société de médecine, chirurgie et pharmacie de Toulouse, de la Société d'agriculture et de la Société d'horticulture de la Haute-Garonne.

PARIS

TYPOGRAPHIE DE RENOU ET MAULDE

RUE DE RIVOLI, N° 144

1868

ZOOLOGIE VÉTÉRINAIRE

NOTE

SUR LES

STRONGYLIENS ET LES SCLÉROSTOMIENS

DE L'APPAREIL DIGESTIF

DES

BÊTES OVINES

SUIVIE D'UNE

RÉPONSE AUX OBSERVATIONS CRITIQUES DE M. COLIN

SUR L'ARTICLE HELMINTHES

DU

DICTIONNAIRE DE MÉDECINE, DE CHIRURGIE ET D'HYGIÈNE VÉTÉRINAIRES

LUE A LA

SOCIÉTÉ IMPÉRIALE ET CENTRALE DE MÉDECINE VÉTÉRINAIRE

DANS SES SÉANCES DES 9 AVRIL ET 11 JUIN 1868

Par M. C. BAILLET

Professeur à l'École impériale vétérinaire d'Alfort, ex-professeur à l'École vétérinaire de Toulouse, chevalier de la Légion d'honneur, membre de la Société impériale et centrale de médecine vétérinaire, de l'Académie impériale des sciences, inscriptions et belles-lettres, et de la Société de médecine, chirurgie et pharmacie de Toulouse, de la Société d'agriculture et de la Société d'horticulture de la Haute-Garonne.

PARIS

TYPOGRAPHIE DE RENOU ET MAULDE

RUE DE RIVOLI, N° 144

1868

NOTE

SUR

LES STRONGYLIENS ET LES SCLÉROSTOMIENS

DE L'APPAREIL DIGESTIF DES BÊTES OVINES

Dans ses ouvrages sur les vers intestinaux (*Entozoorum historia naturalis; Entozoorum synopis*), Rudolphi indique comme vivant dans les voies digestives des bêtes ovines trois espèces du genre strongle, qu'il décrit sous les noms de *strongylus contortus, strongylus filicollis* et *strongylus hypostomus.* La plupart des helminthologistes ont admis sans contestation ces trois espèces de Rudolphi, tout en faisant passer l'une d'elles, la dernière, dans le genre *sclerostoma* ou dans le genre *dochmius.* Dujardin seul a émis des doutes sur la valeur des deux premières de ces espèces, qu'il propose de réunir en une seule. M. Diesing n'a point adopté cette opinion et, avec raison suivant nous, il a maintenu la séparation des espèces que Rudolphi avait distinguées. La meilleure démonstration que l'on puisse donner que cette manière d'envisager les choses est la plus conforme à la vérité, c'est de faire voir par des dissections que le *strongylus filicollis* et le *strongylus contortus,* si faciles déjà à distinguer par leurs caractères extérieurs, offrent encore dans leur organisation intérieure des différences considérables. C'est ce que nous allons essayer de faire dans la première partie de cette note. La seconde sera consacrée à l'étude de vers que nous avons recueillis dans l'intestin grêle d'un mouton, et qui nous paraissent constituer une espèce de sclérostomien entrevue autrefois par M. Creplin, mais non admise par les helminthologistes, et qu'il faut bien définitivement ajouter à la liste des vers parasites des bêtes ovines.

§ I. — Strongles du tube digestif du mouton.

Dans l'article Helminthes du *Dictionnaire de médecine, de chirurgie et d'hygiène vétérinaires,* nous avons décrit, d'après nos propres observations, le *strongylus filicollis.* Comme nous n'avions pas eu encore l'occasion d'étudier suffisamment le *strongylus contortus,* nous nous sommes borné à reproduire dans le même travail ce que M. Davaine, d'une part, et MM. Paul Gervais et Van Beneden, de l'autre, ont dit de cet helminthe. Au mois d'avril dernier, nous avons trouvé abondamment dans la caillette d'un jeune mouton des *strongylus contortus* dans divers états de développement. C'est d'après les observations que nous avons faites en cette occasion que nous allons décrire cet helminthe.

Le *strongylus contortus* Rud. est un ver grêle, ordinairement rosé ou même rougeâtre au moment où on le sort de la caillette. Son corps est atténué de part et d'autre et longuement filiforme. La bouche est petite, circulaire, entièrement terminale, et la tête nous a paru dépourvue de véritables ailes membraneuses. Seulement, à une distance de $0^{mm}.36$ à $0^{mm}.44$ en arrière de la bouche, on observe souvent deux petits corps coniques écartés, qui font une saillie de $0^{mm}.010$ à $0^{mm}.012$ à la surface du tégument, et que l'on peut décrire comme deux petites papilles. L'œsophage, long de 1 millimètre à $1^{mm}.60$, est d'abord grêle, puis il s'épaissit insensiblement d'avant en arrière. L'intestin qui lui fait suite est plus étroit que lui; mais il se renfle ensuite peu à peu jusqu'à ce qu'il ait acquis un diamètre double ou triple de celui qu'il avait à son origine. Il s'étend directement, sans sinuosité, chez les vers les plus forts, de la bouche à l'anus, qui est situé à la base de la queue. Dans le mâle comme dans la femelle, on voit s'enrouler autour de l'intestin les tubes qui constituent les organes génitaux. C'est pour rappeler cette particularité de l'organisation de ce ver que Rudolphi lui a donné le nom de *strongylus contortus.* Le tégument est marqué de stries qui sont distantes les unes des autres de $0^{mm}.02$ à $0^{mm}.03$.

Les mâles sont longs de 8 à 18 et même 20 millimètres. Le testicule est, comme chez tous les nématoïdes, sous forme d'un tube qui est relativement assez épais, et qui, suivant la taille des individus, prend naissance à une distance de $1^{mm}.16$ à $5^{mm}.41$ en arrière de la bouche. Ce tube, qui est blanc ou blanchâtre, s'enroule autour de l'intestin en décrivant trois, quatre ou cinq anses assez lâches, à la suite desquelles il se termine par un canal déférent droit. L'origine de ce dernier est indiquée par un rétrécissement. Le nombre des anses que décrit le tube du testicule autour de l'intestin est en rapport avec la taille des mâles que l'on étudie. Il est d'ailleurs d'autant plus grand que ceux-ci sont plus longs. Deux spicules et une bourse caudale complètent l'appareil génital du mâle. Les deux spicules sont d'un jaune fauve. Ils sont plus épais au sommet que dans leur partie libre. Le corps porte dans sa partie terminale une pièce de même couleur que les spicules, qui constitue comme une sorte de gaîne par laquelle ils ont à passer pour faire saillie au dehors. Les spicules sont longs de $0^{mm}.25$ à $0^{mm}.44$. La bourse caudale des mâles, qui termine le corps postérieurement, est divisée jusqu'à la base en deux lobes profondément séparés. Chacun de ces lobes est soutenu par six côtes épaisses, auxquelles s'ajoute une côte courte, impaire, bifurquée, placée à la limite de la fente qui sépare les lobes. Indépendamment de ces côtes épaisses, la bourse membraneuse est marquée de stries très-fines, qui sont transversales à la partie supérieure et rayonnantes dans le bas.

Les femelles, plus épaisses que les mâles, sont longues de 11 à 30 millimètres, et peuvent même atteindre, d'après M. Davaine, jusqu'à 10 centimètres. Leur épaisseur varie entre $0^{mm}.10$ et $0^{mm}.30$. Elles sont pourvues de deux ovaires tubuleux. Le premier de ces ovaires prend naissance à une distance de 1 millimètre à $8^{mm}.45$ environ en arrière de la bouche. Dès son origine, il commence à s'enrouler autour de l'intestin, en marchant vers la partie postérieure. Le second naît 1 millimètre à $2^{mm}.32$ plus loin que le premier. Tous deux sont blancs et marchent ensemble en s'enroulant autour de l'intestin et en s'entre-croisant à chaque anse jusqu'à une petite distance de la pointe de la queue. Le nombre des anses qu'ils décrivent en s'avançant ainsi rapprochés l'un de l'autre varie suivant que les femelles sont plus ou moins allongées. J'en ai compté jusqu'à dix sur les plus grandes femelles que j'ai pu étudier. Un peu avant d'arriver au niveau du point où se trouve la vulve, celui des deux ovaires dont l'origine est située le plus antérieurement pénètre dans un utérus renflé droit assez longuement fusiforme; l'autre poursuit son trajet en continuant de s'enrouler tout à la fois autour de l'intestin et du premier utérus, puis il marche directement le long du second utérus et descend ainsi jusqu'à une distance de $0^{mm}.70$ à $1^{mm}.10$ de la pointe de la queue. Là, il se replie, remonte un peu en avant et ne tarde pas à pénétrer dans le second utérus, qui, de même que le premier, est droit, un peu renflé et longuement fusiforme. Il résulte de cette disposition que les deux utérus sont tournés l'un vers l'autre par leur partie terminale, et qu'ils marchent à la rencontre l'un de l'autre. Chacun d'eux se rétrécit en un oviducte particulier, droit, et sur le trajet duquel se trouvent deux renflements épais, espèces de bulbes musculeux et presque globuleux. Les oviductes particuliers se réunissent ensuite en un oviducte commun, très-court, qui vient s'ouvrir dans la vulve. Cette ouverture, située à une distance de 3 millimètres à $4^{mm}.50$ de la pointe de la queue, n'est point nue comme chez la plupart des nématoïdes. Elle est percée en dessous d'une sorte de bosse que forme le corps au point où elle s'ouvre. De chaque côté de cette bosse, il existe une aile membraneuse, semi-circulaire, transparente et marquée de stries très-fines et rayonnantes. Enfin, entre les deux ailes membraneuses, on voit une languette mince, triangulaire, transparente sur ses bords, un peu opaque dans son milieu, qui constitue à la vulve comme une sorte d'opercule que les œufs soulèvent, lorsque, par une pression ménagée, on les fait sortir sans les écraser de l'intérieur des organes génitaux. Cet opercule est marqué de stries transversales très-fines. Le remarquable appareil que nous venons de décrire n'existe pas au même degré de développement chez toutes les femelles. Nous n'avons jamais vu disparaître l'opercule, mais nous avons vu plusieurs fois les ailes latérales manquer ou n'exister qu'à l'état rudimentaire. La queue de la femelle se termine en une pointe effilée très-aiguë.

Les femelles du *strongylus contortus* sont ovovivipares. Leurs ovaires contiennent des œufs dans différents états. Ces œufs sont elliptiques, courts et très-semblables à ceux des sclérostomiens. Ils sont longs de $0^{mm}.07$ à $0^{mm}.097$, et larges de $0^{mm}.043$ à $0^{mm}.054$. Leur coque est mince, simple et transparente. Dans quelques-uns d'entre eux, le vitellus, finement granuleux et très-opaque, remplit la coque; dans d'autres, le vitellus, segmenté, est divisé en deux, quatre ou un plus grand nombre de lobes; dans d'autres encore, le vitellus a revêtu l'aspect framboisé qui indique la dernière phase de la segmentation; beaucoup enfin contiennent des embryons plus ou moins distinctement formés, et l'on voit le plus grand nombre de ces embryons s'agiter dans les œufs que renferment encore les utérus de la mère.

Les diverses femelles que nous avons étudiées n'ont pas toutes présenté des œufs dans les différents états que nous venons d'indiquer. Quelques-unes d'entre elles n'avaient point d'œufs dans leurs utérus, qui cependant étaient normalement constitués, et de plus les tubes des ovaires ne contenaient rien que de la matière granuleuse. Chez d'autres, les œufs, bien formés, avaient leurs vitellus plus ou moins segmentés, mais aucun d'eux ne renfermait encore d'embryon développé. Chez d'autres enfin, la plupart des œufs emprisonnaient des embryons pleins de vie, que l'on voyait s'agiter avec plus ou moins d'activité. Ces différences dans l'état des femelles nous ont permis de faire quelques observations, qui démontrent que le *strongylus contortus* est franchement ovovivipare, ainsi que nous l'avons annoncé plus haut.

Pour faire les recherches qui nous ont éclairé à ce sujet, nous avons recueilli séparément dans des verres de montre, avec un peu d'eau, d'une part les œufs des femelles qui contenaient des embryons formés, et d'autre part et en divers groupes les œufs où n'existaient point encore d'embryons. Nous avons conservé les uns et les autres depuis le 17 avril jusqu'au 15 mai, et pendant ce laps de temps, nous les avons examinés presque chaque jour.

Tous les œufs qui ne contenaient point d'embryons formés se sont altérés, et cela est arrivé à ceux dans lesquels le vitellus avait dépassé la période où il revêt un aspect framboisé, et même à ceux qui offraient déjà dans leur intérieur un vitellus échancré en haricot, ou un embryon confusément dessiné.

Au contraire, une quantité considérable des œufs qui renfermaient des embryons formés se sont ouverts dans l'eau dès le deuxième jour de l'expérience, et les embryons ont été mis en liberté. Au moment où ils sortent des œufs, les embryons du *strongylus contortus* ressemblent beaucoup à ceux des sclérostomiens. Ils sont cylindroïdes et un peu atténués en avant. Leur extrémité antérieure est subobtuse, sans l'être autant cependant que chez les jeunes sclérostomes du mouton. Leur corps se termine en une pointe très-aiguë, mais ils n'ont pas à proprement parler, comme les jeunes sclérostomes, une queue filiforme. On voit distinctement dans l'intérieur du corps et à travers les téguments de la matière granuleuse qui dessine un tube digestif, composé : 1° d'un œsophage cylindroïde, étroit et assez long; 2° d'un petit ventricule qui semble n'être qu'un renflement de l'œsophage; et 3° enfin d'un intestin dont le canal, très-grêle et faiblement sinueux, se termine à la base de la pointe de la queue. Les parois granuleuses de cet intestin sont relativement très épaisses.

Les jeunes *strongylus contortus,* au moment où ils naissent, sont longs de $0^{mm}.30$ à $0^{mm}.44$ et épais de $0^{mm}.017$ à $0^{mm}.021$. Dans les premiers jours de leur existence, ils se sont montrés très-actifs. Ils étaient sans cesse en mouvement, et cela rendait même l'étude de leurs formes et de leur organisation intérieure un peu difficile. Parfois cependant ils se tenaient en repos au fond du liquide. Ils étaient alors repliés de manière à représenter une ligne brisée deux fois presque à angle droit. Cette position est d'ailleurs celle que prennent très-souvent aussi les embryons des sclérostomiens.

Comme nous l'avons dit plus haut, nous avons conservé ces embryons vivants depuis le 17 avril jusqu'au 15 mai, c'est-à-dire pendant vingt-neuf jours. Ils ne nous ont pas paru s'accroître d'une manière bien sensible, ni se modifier dans leurs formes pendant tout ce temps. Vers les derniers jours de leur existence, leurs mouvements étaient lents, peu marqués, et il était facile de voir qu'ils ne trouvaient pas dans le peu d'eau où nous les tenions les conditions nécessaires à leur développement ultérieur. Peu à peu tous sont morts, et, à partir du 16 mai, il nous a été impossible d'en retrouver un seul qui fût encore vivant. Pareille chose nous était arrivée déjà dans nos recherches sur les sclérostomes, dont les embryons meurent après peu de jours quand on les tient dans l'eau, tandis qu'ils vivent, se développent et se modifient même dans leurs formes, quand on les conserve dans des crottins ou même simplement dans de la terre humide contenant de la matière organique, comme le terreau des jardiniers, par exemple.

Les faits que nous venons de rapporter établissent d'une manière évidente que le *strongylus contortus* est une espèce ovovivipare. Au point de vue des fonctions de reproduction, ce ver se rapproche donc des strongles des voies respiratoires, des véritables filaires, des trichines, dont les embryons sont formés dans les œufs alors que ceux-ci sont encore contenus dans les organes génitaux de la mère. Il diffère sensiblement des sclérostomiens, dont les œufs passent dans les organes génitaux de la mère par toutes les phases de la segmentation du jaune, sans que jamais l'on voie l'embryon apparaître dans l'intérieur avant la ponte; enfin ils s'éloignent bien plus encore des ascarides, des oxyures, des trichocéphales, dont les œufs sont toujours pondus avant que la segmentation du vitellus ait commencé.

Ainsi qu'on a pu le voir par les dimensions que nous avons données plus haut, les *strongylus contortus* sur lesquels nous avons fait nos observations étaient de taille très-différente. Cette différence dans la taille ne nous a pas paru entraîner des dissemblances bien marquées dans l'organisation de ces petits animaux.

Chez les vers les plus petits, l'intestin est un peu sinueux, au lieu d'être entièrement droit; les anses que décrivent les tubes des organes génitaux sont moins nombreuses, les utérus des femelles sont moins renflés et plus cylindroïdes, et les spicules des mâles sont moins longs. La faculté de se reproduire ne semble pas être chez ces vers en rapport avec le développement de la taille; car nous avons trouvé des œufs contenant des embryons formés chez de très-petites femelles aussi bien que chez d'autres qui étaient très-grandes, et réciproquement nous avons observé des femelles de grande taille qui, de même que d'autres six fois plus petites, n'avaient point d'œufs dans leurs utérus. Il se pourrait d'ailleurs que ces animaux eussent le pouvoir de faire plusieurs pontes successives, et que quelques-unes des plus grandes femelles fussent tombées sous nos yeux précisément au moment où les utérus venaient de se vider.

Par son corps cylindroïde et simplement atténué à chacune de ses extrémités, par sa bouche dépourvue de véritables ailes membraneuses, par les deux papilles coniques que présente le corps à une certaine distance de la bouche, et par l'appareil compliqué qui accompagne l'ouverture de la vulve, située à 3 ou 4 millimètres 1/2 de la pointe de la queue, le *strongylus contortus* diffère manifestement du *strongylus filicollis,* dont le corps est renflé dans sa partie postérieure chez la femelle, dont la bouche est pourvue d'ailes membraneuses, et dont la vulve, située à 4 ou 6 millimètres 1/2 en avant de la queue, est entièrement nue. Ces deux vers ne sont pas moins distincts l'un de l'autre par leur organisation intérieure. Chez le premier, en effet, les deux ovaires marchent parallèlement l'un à l'autre en s'enroulant autour de l'intestin, et chacun d'eux aboutit à un utérus longuement fusiforme, terminé lui-même par un oviducte particulier, qui, après avoir présenté sur son trajet des bulbes musculeux, se réunit à celui qui provient de l'autre utérus, pour constituer un oviducte commun, très-court. Chez le second, les ovaires suivent dans l'intérieur du corps un trajet sinueux; mais ils naissent assez loin l'un de l'autre, et ne s'enroulent pas parallèlement l'un à l'autre autour de l'intestin. Les utérus sont plutôt cylindroïdes que fusiformes, et les oviductes particuliers ne présentent point sur leur trajet de bulbe musculeux.

Les dimensions des œufs sont aussi bien différentes dans ces deux espèces; car ceux du *strongylus filicollis* ont jusqu'à $0^{mm}.20$ de longueur et $0^{mm}.10$ de largeur, tandis que ceux du *strongylus contortus* n'atteignent pas même $0^{mm}.10$ de longueur et dépassent à peine $0^{mm}.05$ en largeur. Les uns et les autres ont cependant sous le microscope le même aspect; seulement, nous ne saurions dire si le *strongylus filicollis* est aussi franchement ovovivipare que le *strongylus contortus*. Nous avons plusieurs fois trouvé des œufs dans les utérus de la première de ces espèces. Nous avons pu reconnaître que leur vitellus se segmente dans les organes génitaux de la femelle; mais jamais nous n'en avons trouvé chez lesquels la segmentation ait dépassé la période où le vitellus est mûriforme. Les œufs que nous avons recueillis dans cet état se sont altérés dans l'eau, où nous avons essayé de les conserver. Il serait intéressant de poursuivre comparativement l'étude des phénomènes de la reproduction chez l'une et chez l'autre des deux espèces de strongles de l'appareil digestif du mouton. Malheureusement, il nous a été impossible jusqu'à ce jour de nous procurer des œufs de ces vers en assez grande quantité pour faire sur ce sujet des recherches suivies et dans de bonnes conditions.

§ II. — Sclérostomiens des bêtes ovines.

Presque tous les auteurs qui se sont occupés des nématoïdes que l'on rencontre dans le tube digestif du mouton n'ont indiqué qu'un seul de ces vers que l'on puisse faire entrer dans la tribu des sclérostomiens.

Seul, M. Creplin a distingué chez ce ruminant deux vers du type des sclérostomes et les a décrits, l'un, comme l'avait fait Rudolphi, sous le nom de *strongylus hypostomus*, l'autre sous le nom de *strongylus cernuus*. Cette dernière espèce n'a été acceptée ni par Dujardin, ni par Diesing, et dans l'article Helminthes du *Dictionnaire* nous avons admis l'opinion de ces savants. Cependant, au mois d'avril dernier, nous avons trouvé dans l'intestin grêle d'un mouton, à 3 ou 4 mètres du pylore, des nématoïdes qui nous paraissent être ceux que M. Creplin a eus en vue lorsqu'il a décrit son *strongylus cernuus*. Nous nous proposons de faire connaître dans la présente note les caractères et l'organisation de ce ver. Nous le comparerons ensuite au *strongylus hypostomus* de Rudolphi, que Dujardin a fait entrer dans le genre *sclerostoma*, et Diesing dans le genre *dochmius*, et nous ferons voir qu'il est en réalité bien différent de ce dernier. Enfin nous essaierons d'établir qu'il se rapproche, par son organisation, du *dochmius trigonocephalus* du chien, et nous terminerons en justifiant par quelques considérations le nom de *dochmius cernuus*, sous lequel nous nous proposons de le désigner.

Le *dochmius cernuus* Crep. (*sub nom. strongylus*) (nous commencerons dès à présent à le nommer ainsi, pour éviter de le désigner par des périphrases) est un ver nématoïde dont le corps, raide comme celui de la plupart de sclérostomiens, est blanchâtre, nuancé, surtout en avant, de rose ou de rouge. Il s'atténue un peu vers chacune de ses extrémités. Chez le mâle, cependant, la queue se termine par une bourse membraneuse, et dans les deux sexes la tête arrondie et globuleuse constitue à la partie antérieure une sorte de petit bouton. La forme globuleuse de la tête est due à l'existence d'une capsule pharyngienne fortement hémisphérique et de consistance cornée, qui se fait remarquer à l'entrée du tube digestif. La tête n'est pas droite, car la partie antérieure du corps se recourbe en arc arrondi, de manière à porter l'ouverture buccale un peu en dessous. Celle-ci est circulaire, largement béante, tronquée obliquement de la partie antérieure à la partie postérieure et ventrale. Elle est bordée extérieurement d'une double ligne qui décrit comme une sorte de feston ; mais elle est entièrement dépourvue de dentelures sur son bord interne. L'œsophage, long de $1^{mm}.25$ à $1^{mm}.40$, est en forme de massue; son canal intérieur est triquètre. L'intestin, plus étroit que la partie renflée de l'œsophage, à laquelle il fait suite, est comme bosselé sur les côtés dans toute sa longueur. Il est droit et se termine par l'anus à une très-petite distance de la pointe de la queue chez la femelle, ou de la bourse caudale chez le mâle. Le *dochmius cernuus*, de même que tous les sclérostomiens que nous avons étudiés jusqu'à présent, est pourvu de deux glandes salivaires. Ces glandes sont situées à une distance qui varie entre 4 millimètres et $6^{mm}.40$ en arrière de la bouche, et par conséquent fort au-dessous de la terminaison de l'œsophage. Elles sont sous forme d'ampoules renflées et ovoïdes. Leur cul-de-sac, tourné vers la partie postérieure, porte un petit appendice conique subaigu qui semble comme surajouté à l'organe dont il fait partie. Enfin on voit se dessiner dans chacune d'elles, et très-probablement dans l'épaisseur des parois, une sorte de nucléus arrondi. Ainsi que nous l'avons observé déjà chez les autres sclérostomiens, les deux glandes salivaires ne sont pas à la même hauteur : l'une d'elles est placée un peu plus en avant que l'autre. Toutes deux sont munies chacune d'un long canal très-grêle qui remonte le long de l'intestin et de l'œsophage, et qui vient aboutir dans le fond de la capsule pharyngienne. Lorsqu'on ouvre les canaux ou les glandes, il s'en épanche un liquide qui paraît être épais et comme sirupeux, et qui se mélange lentement à l'eau au milieu de laquelle se fait l'observation. Le tégument du *dochmius cernuus* est marqué de stries transversales très-fines qui sont distantes les unes des autres de $0^{mm}.005$ à $0^{mm}.015$, suivant les régions du corps.

Le mâle est long de 17 à 18 millimètres. Il est pourvu d'un seul testicule. Le tube grêle, qui constitue cet organe, prend naissance à 6 millimètres environ en arrière de la bouche, et à 11 ou 12 millimètres en avant de l'extrémité de la queue. Très-replié et très-contourné sur lui-même dans la cavité du corps, il remonte beaucoup plus haut que les glandes salivaires, jusqu'à une distance de $2^{mm}.30$ de l'ouverture buccale. Là, il se recourbe et, tout en formant encore de nombreux replis et de nombreuses circonvolutions, il redescend vers la partie postérieure du corps, dépasse le niveau du point où il a pris son origine, et se transforme à 1 ou 2 millimètres plus loin en une longue vésicule séminale qui, s'élargissant insensiblement, suit un trajet presque droit, et se termine inférieurement en un canal efférent assez allongé. Sur les côtés et à l'extrémité postérieure de ce canal efférent, il existe deux spicules d'un brun rougeâtre, qui sont très-longuement coniques, légèrement évasés à la base, terminés en pointe à leur partie libre, et incomplétement bordés d'une membrane jaunâtre. Ils sont égaux entre eux et longs de $0^{mm}.63$ à $0^{mm}.67$. La vésicule séminale renferme le plus ordinairement du sperme; et les spermatozoïdes contenus dans ce liquide, longs de $0^{mm}.028$ à $0^{mm}.031$, sont pourvus d'une petite tête arrondie un peu ovale et d'une queue effilée en pointe et relativement assez longue et assez épaisse. Le corps du mâle se termine dans sa partie postérieure par une bourse caudale très-ample, entière ou obscurément bilobée et soutenue par trois côtes épaisses, une médiane qui se divise en trois branches et deux latérales qui se partagent chacune en quatre branches naissant à différentes hauteurs.

La femelle est longue de 25 à 28 millimètres. Elle est pourvue de deux ovaires tubuleux qui suivent chacun un trajet différent. L'un d'eux prend naissance à peu près au niveau de la vulve et descend en suivant un trajet sinueux jusqu'à une petite distance de la pointe de la queue. Là, il se recourbe et remonte en se repliant un grand nombre de fois sur lui-même, jusqu'à ce qu'il ait dépassé la hauteur de la vulve. Il pénètre alors dans un utérus d'un diamètre trois ou quatre fois plus considérable que le sien. Cet utérus, un peu renflé dans son milieu, se dirige d'abord en avant, puis forme une anse à la suite de laquelle il descend assez loin au-dessous du niveau de la vulve, pour se recourber, redescendre et remonter enfin une dernière fois, et venir se confondre avec l'autre utérus au niveau de l'orifice génital.

Le deuxième ovaire prend son origine un peu plus bas que le premier. Il descend aussi vers la partie postérieure du corps, mais il ne se rapproche pas autant que le premier de la pointe de la queue. Il se recourbe un peu avant celui-ci, pour s'avancer, en faisant de nombreux replis, jusqu'à la partie antérieure du corps, entre les deux glandes salivaires. Là, il pénètre dans un utérus de même diamètre et de même forme que le premier, qui remonte d'abord entre les canaux des glandes salivaires, puis se recourbe pour descendre directement vers la vulve. Les deux utérus, marchant ainsi à la rencontre l'un de l'autre, s'amincissent un peu, puis finissent par se confondre en un oviducte commun très-court, qui s'ouvre dans la vulve, située à 9 ou 10 millimètres de la bouche. La queue de la femelle est en pointe conique courte.

Les tubes des ovaires, dans une certaine étendue à partir de leur origine, ne contiennent pas autre chose qu'une matière finement granuleuse. Plus loin, cette matière se ramasse de manière à former des disques qui s'appliquent les uns contre les autres, comme le feraient des pièces de monnaie placées sur champ. Plus loin encore, les disques sont remplacés par des corps plus ou moins régulièrement arrondis, et enfin par des œufs. Dans les utérus, on trouve le plus souvent des œufs dans différents états. Ces œufs, très-semblables à ceux des sclérostomes, sont elliptiques et enveloppés d'une coque très-transparente. Ils sont longs de $0^{mm}.080$ à $0^{mm}.083$, et larges de $0^{mm}.043$ à $0^{mm}.048$. Quelques-uns d'entre eux sont remplis par un vitellus homogène et finement granuleux. Dans d'autres, ce vitellus est segmenté en deux, quatre, six ou un plus grand nombre de lobes. En général, ceux qui sont le plus rapprochés de l'oviducte commun ont leur vitellus entièrement segmenté et mûriforme. Dans aucune des femelles, je n'ai trouvé d'œufs chez lesquels cette phase de la segmentation ait été dépassée.

Si je puis en juger par les observations que j'ai faites sur les œufs que j'ai recueillis dans les utérus des femelles du *dochmius cernuus,* ce ver doit se reproduire de la même manière que les autres sclérostomiens. Ses œufs, placés sous une petite couche d'eau dans un verre de montre, ont subi toutes les modifications que j'ai signalées dans les œufs des sclérostomes ou des *dochmius,* quand on les place dans les mêmes conditions. Ceux qui n'avaient point encore atteint la période où le vitellus est mûriforme se sont altérés. La plupart des autres, au contraire, ont laissé un embryon se développer dans leur intérieur. La marche que suit le phénomène d'où résulte ce développement est facile à suivre. Dès le deuxième jour après celui où les œufs ont été recueillis, les petites sphères qui, par leur agglomération, donnaient au vitellus un aspect mûriforme, s'effacent, et le jaune devient homogène dans toutes ses parties. Le vitellus ne tarde pas alors à s'échancrer légèrement sur un de ses côtés. Peu à peu, cette échancrure se prononce davantage, et bientôt l'on voit apparaître l'embryon, d'abord confus et deux fois replié sur lui-même, puis nettement distinct et s'agitant dans l'œuf qui le renferme. Dès le quatrième jour, quelques embryons commencent à sortir des œufs et à nager librement dans l'eau. Toutefois, ce n'est guère que le sixième jour que le plus grand nombre des œufs éclosent.

Les embryons du *dochmius cernuus,* au moment où ils naissent, offrent la forme générale des embryons dans les autres espèces de sclérostomiens que j'ai pu étudier jusqu'à présent. Ils sont cylindroïdes, faiblement atténués en avant avec l'extrémité antérieure subobtuse. La partie postérieure du corps s'amincit insensiblement en une pointe conique qui se termine elle-même en une queue grêle filiforme. Mesurés le sixième ou le septième jour, c'est-à-dire au moment de l'éclosion du plus grand nombre d'entre eux, les jeunes *dochmius cernuus* ont une longueur de $0^{mm}.35$ ou $0^{mm}.40$ à $0^{mm}.46$, sur laquelle il faut déduire $0^{mm}.035$ à $0^{mm}.048$ pour la longueur de la queue. Leur épaisseur est de $0^{mm}.023$ à $0^{mm}.030$ environ. Leur corps est rempli de matière granuleuse au milieu de laquelle on voit se dessiner confusément un tube digestif.

Nous avons conservé en assez grand nombre ces vers vivants dans de l'eau, qui contenait un peu de matières intestinales recueillies dans l'intestin grêle, jusqu'à la fin du mois de juillet. Longtemps ils ont montré beaucoup d'activité, et, pour étudier la forme et les dimensions de quelques-uns d'entre eux, il nous a fallu parfois les paralyser en ajoutant une petite quantité d'une solution d'acide phénique dans l'eau où nous les observions. Il ne nous ont pas paru s'accroître bien sensiblement dans l'eau, car plus de trois mois après le jour de leur éclosion, les plus forts d'entre eux n'avaient pas plus de $0^{mm}.50$ en longueur. Leur forme s'est conservée la même, leur tube digestif est devenu seulement un peu plus facile à distinguer, mais il est resté droit ou à peu près droit, différent en cela de celui des embryons du *sclerostoma hypostomum,* qui est manifestement sinueux ou même contourné en spirale.

Les embryons du *dochmius cernuus,* comme ceux du *sclerostoma hypostomum,* semblent destinés à subir une ou plusieurs mues, lors-'ils vivent en dehors des organes des animaux supérieurs. Chez beaucoup d'entre eux, nous avons vu le tégument se plisser à la surface du corps, et plusieurs fois nous avons distingué dans cet étui tégumentaire le ver intérieur détaché de son enveloppe, se rétracter de manière à laisser vide et transparente une portion de celui-ci dans la partie antérieure comme dans la partie postérieure. Jamais cependant nous n'avons vu le ver se dégager de ce tégument, et ce n'est que par analogie avec ce que nous avons observé sur le *sclerostoma equinum* que nous pouvons présumer que cette espèce est destinée à se dépouiller de son premier tégument à une certaine période de son existence.

Nous ne saurions dire si le ver que nous venons de décrire est commun ou rare dans l'intestin des bêtes ovines, car nous ne l'avons encore rencontré qu'une seule fois. Nous ne serions pas étonné cependant qu'il eût été confondu jusqu'à présent avec le *sclerostoma hypostomum,* auquel il ressemble assez par ses formes extérieures. Il s'en distingue néanmoins très-facilement par des caractères de la plus haute importance. Sa tête est inclinée en dessous comme celle du *sclerostoma hypostomum;* mais sa bouche, largement béante, est dépourvue des dentelures qui se font remarquer chez le dernier de ces vers, même à l'époque où, n'étant pas encore complétement développé, il a la bouche entièrement terminale. Chez le *sclerostoma hypostomum,* le testicule naît dans la partie antérieure du corps, et descend, en formant de nombreuses circonvolutions jusqu'au point où il donne naissance au canal efférent; les spicules sont longs et grêles, et la bourse caudale est soutenue par cinq côtes plusieurs fois divisées. Chez le *dochmius cernuus,* le tube du testicule naît presque à la hauteur de l'origine du canal efférent, il remonte vers la partie antérieure du corps pour redescendre jusqu'au-dessous du point où il a pris naissance et former le canal efférent. Les spicules sont relativement plus courts et moins grêles, et la bourse caudale ne présente en réalité que trois côtes épaisses subdivisées en plusieurs branches. Les ovaires de la femelles du premier de ces vers, très-repliées dans la cavité du corps, naissent à une petite distance au-dessous de l'œsophage, se replient deux fois dans la longueur de l'animal et se terminent chacun par un utérus particulier à deux renflements, auquel fait suite un oviducte particulier, qui, après un court trajet, se réunit avec celui de l'autre utérus, pour constituer un oviducte commun de médiocre longueur. La vulve est située à une très-petite distance au-dessus de l'anus. Les ovaires de la femelle, chez la seconde de ces espèces, naissent à peu près vers le milieu du corps, tous deux se replient une seule fois à une petite distance de la queue, et chacun d'eux aboutit dans un long utérus, duquel émane un court oviducte particulier, bientôt confondu avec celui de l'ovaire opposé en un oviducte commun plus court encore. La vulve est située en avant de la partie moyenne du corps. Enfin il n'est pas jusqu'aux glandes salivaires, qui sont différentes chez ces deux espèces; car celles du *sclerostoma hypostomum* sont à cul-de-sac renflé obtus, tandis que celles du *dochmius cernuus* ont, comme nous l'avons dit, une sorte d'appendice conique subaigu qui semble surajouté à leur cul-de-sac postérieur.

Ces différences suffisent pour établir que les deux vers que nous venons de comparer l'un à l'autre constituent deux espèces distinctes, et que peut-être même il y a lieu de les placer dans deux genres séparés.

Rudolphi, ainsi que nous l'avons vu plus haut, confondait dans un même genre les strongles, les sclérostomes, les dochmies et quelques autres groupes qui ont été formés depuis, et qui ne contiennent point de parasites de nos mammifères domestiques. De Blainville, le premier, a séparé des strongles les sclérostomes, dont Rudolphi avait déjà fait une section à part. Plus tard, Dujardin à son tour a établi le genre *dochmius*. Le célèbre helminthologiste que nous venons de citer a tiré de l'appareil buccal les caractères distinctifs essentiels des genres *sclerostoma* et *dochmius*, et il a fait entrer dans le premier les espèces à bouche armée de denticules, et dans le second les espèces à bouche inerme. M. Diesing, attachant plus d'importance à la position de la bouche qu'à la présence ou à l'absence des denticules, caractérise les sclérostomes surtout par leur bouche terminale, et les dochmies par leur tête penchée et leur bouche obliquement ouverte en dessous. Nous pensons qu'il est utile, pour établir la caractéristique de ces deux genres, de tenir compte des modifications de formes que présentent les organes génitaux internes et externes. Lorsque l'on étudie la question à ce point de vue, on ne tarde pas à reconnaître que les considérations tirées de l'armure buccale qui ont guidé Dujardin l'ont conduit à une répartition plus naturelle des espèces, que les considérations tirées de la situation de la bouche qui ont dirigé M. Diesing.

En effet, chez les sclérostomiens à bouche armée de dents, que nous considérons comme de véritables sclérostomes, les deux ovaires, plus ou moins repliés dans la cavité du corps, se terminent chacun par un utérus plus ou moins renflé. Les deux utérus marchent parallèlement l'un à l'autre, et chacun d'eux produit un oviducte particulier qui suit le même trajet que son congénère. Les deux oviductes particuliers se réunissent ensuite en un oviducte commun, qui offre une certaine longueur et qui se termine enfin dans la vulve, toujours située en arrière de la partie moyenne du corps, et même le plus souvent très-rapprochée de l'anus et de la pointe de la queue. Ces dispositions sont constantes chez le *sclerostoma equinum* de grande ou de petite taille, chez le *sclerostoma tetracanthum* et chez le *sclerostoma dentatum,* qui tous ont la bouche armée de dents.

Chez le *dochmius trigonocephalus*, que l'on peut considérer comme le type du genre *dochmius,* il existe aussi deux ovaires qui sont très-repliés dans la cavité du corps, et qui se terminent également chacun par un utérus assez renflé. Mais les deux utérus ne marchent pas parallèlement l'un à l'autre. L'un procède de la partie antérieure et l'autre de la partie postérieure du corps, ils se dirigent l'un vers l'autre par leur partie terminale, et, après avoir produit chacun un oviducte particulier, ils se réunissent en un oviducte commun si court que l'on pourrait presque en nier l'existence. Celui-ci se termine par la vulve, située un peu en arrière de la partie moyenne du corps et à une distance assez grande en avant de l'anus.

M. Diesing a fait entrer dans le genre *dochmius*, sous le nom de *dochmius hypostomus*, le *strongylus hypostomus* de Rudolphi. Si l'on tient compte des caractères fournis par l'appareil génital, il y a lieu de revenir, pour ce ver, à l'opinion de Dujardin. En effet, par sa bouche armée de dents, par ses utérus qui marchent parallèlement l'un à l'autre et produisent chacun un oviducte particulier, par son oviducte commun d'une certaine longueur, enfin par sa vulve, située à une petite distance au-dessus de l'anus, ce nématoïde a beaucoup plus d'analogie avec les sclérostomes qu'avec les dochmies, dont il ne se rapproche que par la position de sa bouche, obliquement ramenée en dessous. Ce sont ces raisons qui nous ont engagé à le maintenir, dans notre histoire naturelle des helminthes des principaux mammifères domestiques, dans le genre *sclerostoma,* et à lui conserver le nom de *sclerostoma hypostomum*, qui lui a été donné par Dujardin, et qui rappelle la dénomination de *strongylus hypostomus,* sous laquelle Rudolphi l'avait d'abord désigné.

Quant au ver que nous avons plus particulièrement décrit dans cette note sous le nom de *dochmius cernuus,* nous le rapportons au genre *dochmius,* à cause de sa bouche dépourvue de dents et obliquement tronquée en dessous; à cause de ses utérus, qui ne sont point parallèles et qui marchent l'un vers l'autre, à cause de ses oviductes particuliers courts et de son oviducte commun, plus court encore; à cause enfin de sa vulve, qui, par sa situation en avant de la partie moyenne du corps, se rapproche beaucoup plus de celle du *dochmius trigonocephalus* que de celle de la plupart des sclérostomes.

Ainsi que nous l'avons dit en commençant, nous pensons que M. Creplin a déjà signalé, sous le nom de *strongylus cernuus,* le ver que nous venons de décrire. Cet habile helminthologiste l'avait reçu de Laurer, qui l'avait trouvé chez un mouton, tout à la fois dans l'intestin grêle et dans le gros intestin. La description qu'il en donne est incomplète, probablement parce qu'il n'a eu à sa disposition qu'un petit nombre d'individus. Elle porte d'ailleurs entièrement sur les caractères extérieurs. Nous devons même ajouter que M. Creplin, n'ayant pas vu les spicules, ni signalé le point où se trouve la vulve, il ne reste guère à tenir compte que des caractères de la bourse caudale, qui sont exprimés d'une manière assez vague, et des caractères tirés de la tête. Celle-ci, d'après M. Creplin, est plus petite que celle du *strongylus hypostomus*, et elle porte la bouche, qui est tronquée en dessous, largement béante et dépourvue de dents. Ce dernier caractère suffirait pour lever tous les doutes sur l'identité de notre espèce avec celle de M. Creplin, si ce savant naturaliste, à l'exemple de Rudolphi, ne l'avait attribué aussi au *strongylus hypostomus*, et si Dujardin lui-même n'avait pas dit que les femelles du *sclerostoma hypostomum* ont souvent la bouche entièrement privée de dents. Pour nous, bien que nous ayons examiné un grand nombre de *sclerostoma hypostomum* à différents âges, nous n'en avons jamais trouvé qui, à l'âge adulte, fussent dépourvus de dents. Toutes les femelles normalement développées, et à bouche reportée en dessous, nous ont offert, aussi bien que les mâles, une double rangée de dents sur le bord interne de l'ouverture buccale. Parfois seulement nous avons trouvé des sclérostomes un peu moins longs que les autres, chez lesquels la bouche, entièrement terminale, était beaucoup moins largement ouverte, et chez lesquels la tête, pourvue de chaque côté d'une sorte d'aile membraneuse, manquait encore d'une véritable capsule pharyngienne. Ces vers, de même que ceux à bouche inférieure, portaient aussi des dents, seulement celles-ci étaient moins nombreuses et disposées sur un seul rang. Nous sommes porté à croire, d'après cela, que la présence des dents autour de l'ouverture buccale est un caractère constant des *sclerostoma hypostomum*, au moins lorsqu'ils sont arrivés à l'âge adulte et en état de se reproduire. Notre opinion est d'ailleurs conforme en ce point à celles de M. Diesing et de MM. P. Gervais et van Bénéden, qui donnent aussi pour caractère constant de cette espèce la présence de dents convergentes sur le bord interne de l'ouverture buccale. Si Rudolphi, M. Creplin et Dujardin ont eu une opinion contraire, cela nous paraît résulter de ce qu'ils ont quelquefois confondu les deux espèces de sclérostomiens des ruminants, et qu'ils ont attribué à une seule d'entre elles des caractères constatés sur des espèces différentes. Nous pensons avoir assez nettement distingué ces deux espèces pour qu'à l'avenir il ne soit plus possible de confondre le *dochmius cernuus*, que nous croyons être le *strongylus cernuus* de M. Creplin, avec le *sclerostoma hypostomum* de Dujardin, qui représente le *strongylus hypostomus* de Rudolphi.

RÉPONSE AUX OBSERVATIONS CRITIQUES DE M. COLIN

SUR L'ARTICLE HELMINTHES

DU

DICTIONNAIRE DE MÉDECINE, DE CHIRURGIE ET D'HYGIÈNE VÉTÉRINAIRES.

Pour eux, feindre d'ignorer est une loi, et dénigrer est un besoin.

(NORBERT-BILLIART.)

MESSIEURS,

Dans votre séance du 8 août dernier, M. Colin vous a lu un mémoire qui, sous le titre de *Quelques remarques historiques et critiques sur les helminthes*, n'est autre chose qu'une longue et amère critique de l'article HELMINTHES que j'ai publié dans le tome VIII du *Dictionnaire de médecine, de chirurgie et d'hygiène vétérinaires.* J'étais absent lorsque M. Colin a fait cette lecture ; j'ai su néanmoins, peu de jours après, combien il avait été peu charitable à mon égard. Mais je n'ai connu réellement son travail que par le *Bulletin de la Société* publié dans le *Recueil de médecine vétérinaire* en novembre et en décembre derniers. J'aurais pu répondre de suite, car rien n'est plus facile que de faire voir combien sont mal fondées les attaques que M. Colin a dirigées contre moi. La discussion importante sur les vices rédhibitoires à laquelle vous avez consacré quatre séances m'en a seul empêché. Aujourd'hui que nous reprenons le cours ordinaire de nos travaux, je vous demande la permission de passer successivement en revue chacune des prétendues erreurs que M. Colin s'est donné la peine de signaler dans mon travail, et de rechercher en même temps si les assertions erronées ne seraient pas plutôt de son côté que du mien. Chemin faisant, je dirai ce que je pense des insinuations blessantes et *étrangères à la science* que M. Colin n'a pas craint de glisser dans sa critique. J'aurai besoin, Messieurs, de toute votre indulgence pour ma réponse qui sera sans doute un peu longue, car mon honorable aristarque a multiplié ses attaques, et, comme s'il avait acquis dans la science assez d'autorité pour se dispenser de justifier ses assertions, il a formulé chacune d'elles en quelques mots, sans daigner les accompagner de preuves à l'appui. Aussi me sera-t-il nécessaire de consacrer à ma défense bien plus de pages que M. Colin n'en a employé à dénigrer mes travaux.

Vous vous rappelez, Messieurs, dans quelles circonstances est né le débat qui m'amène à prendre la parole aujourd'hui. Dans votre séance du 11 avril 1867, M. Colin a lu un mémoire sur des vers qu'il avait rencontrés dans le poumon d'un chat. A cette occasion, il a parlé de la tenacité avec laquelle se conserve la vie chez les embryons des strongles des voies respiratoires. J'ai cru pouvoir, uniquement dans le but d'appuyer les assertions de M. Colin, dire qu'il m'était arrivé de conserver, pendant plusieurs mois et en différentes circonstances que j'ai rappelées, des embryons de ces vers en les faisant vivre dans l'eau. M Colin a cru trouver dans mes paroles l'intention de lui ravir la gloire d'avoir découvert que les embryons des strongles filaires peuvent vivre longtemps dans l'eau, et, bien que je lui eusse dit que les travaux dans lesquels j'avais consigné ces faits étaient demeurés à l'état de manuscrits dans les archives des Sociétés savantes de Toulouse, il a impérieusement exigé, à différentes reprises et dans plusieurs séances successives, que je fournisse la preuve que j'avais vu avant lui les embryons du *strongylus filaria* Rud. se conserver vivants pendant plusieurs mois dans l'eau. Cette preuve, je l'ai donnée aussi convaincante que possible, en mettant sous les yeux des membres de la Société les manuscrits déposés dans les Archives de l'Académie des sciences et de la Société de médecine de Toulouse, revêtus de caractères qui ne permettaient pas de mettre en doute leur authenticité. C'est à l'occasion de la communication de ces manuscrits que M. Colin, qui aurait pu répondre de suite et en ma présence, a lu, dans la séance suivante, alors que j'étais absent, la violente diatribe que vous connaissez.

Suivant une tactique qui lui est familière, M. Colin, dans ce travail, feint d'ignorer que j'ai déclaré plusieurs fois que je n'élevais aucune prétention à la priorité, et que je n'avais d'autre désir que celui d'établir que j'avais pu parler de ces faits d'après mes propres recherches, et sans avoir eu besoin de le copier, comme il me paraissait l'insinuer dans la discussion. Ne pouvant nier l'existence réelle de manuscrits antérieurs à la publication de son mémoire sur les maladies vermineuses des voies respiratoires, il s'attaque à ces cahiers que j'ai « fait tirer des cartons de deux Sociétés de Toulouse, où ils dor- « maient depuis plus de dix ans dans l'attente des honneurs de l'impres- « sion » ; à ces cahiers auxquels on peut faire des additions et des suppres- « sions », et qui ne peuvent l'emporter sur un travail imprimé à date certaine. Je ne sais si M. Colin s'en est aperçu en rédigeant son travail, mais il y a, dans les quelques mots que je viens de citer, deux insinuations blessantes pour moi que je ne puis laisser passer sans protestation.

Je ne m'abuse pas assez, Messieurs, sur la valeur de mes travaux pour croire qu'ils soient toujours dignes des honneurs de l'impression, et s'il arrivait qu'une commission compétente, comme il en existe dans beaucoup de Sociétés savantes, vînt déclarer qu'une œuvre sortie de ma plume ne peut être imprimée, parce qu'elle n'est pas bonne, scientifiquement parlant, je m'inclinerais devant cette décision, et je me garderais bien d'exhumer des cartons où on l'aurait enfermé un mémoire ainsi frappé avant d'avoir vu le jour. Mais les manuscrits que je vous ai communiqués ne sont nullement dans ce cas, et M. Colin était d'autant moins autorisé à l'insinuer d'une manière aussi malveillante, que j'avais eu occasion de lui dire, devant vous, que ces mémoires n'avaient point été imprimés, le premier parce que la Société de médecine de Toulouse, à l'époque où je le lui ai communiqué, ne publiait aucun des travaux qui étaient lus devant elle, le second parce qu'il était trop étendu, et que j'avais d'ailleurs fait savoir à l'Académie des sciences de Toulouse qu'il était destiné à être inséré dans le *Dictionnaire de médecine, de chirurgie et d'hygiène vétérinaires*, de MM. Bouley et Reynal. Je pourrais ajouter que ce fut à la suite de la communication de chacun de ces deux mémoires que je fus nommé membre de la Société de médecine et de l'Académie des sciences de Toulouse, et que cela implique assez que ces deux Sociétés savantes ne les jugeaient nullement indignes des honneurs de l'impression.

Aussi malveillante que soit l'insinuation à laquelle je viens de répondre, elle est loin d'avoir le caractère odieux renfermé dans ces quelques mots : « *Un cahier auquel on peut faire des additions et des suppressions.* » Si je ne me trompe, cela veut dire que M. Colin pense que, pour me donner raison dans la discussion, je n'ai pas craint d'altérer le texte des manuscrits que j'ai mis sous vos yeux. Une telle attaque ne saurait m'atteindre, et je n'ai pour elle que du mépris. Je n'en aurais même pas parlé, si elle ne s'adressait aussi aux hommes honorables qui ont paraphé et timbré les feuilles de mes manuscrits, et qui sont en droit d'exiger que je proteste contre le soupçon que M. Colin veut faire planer sur eux. Tous les membres de la Société ont pu voir les manuscrits que j'ai apportés, et il a été facile à M. Colin de constater qu'ils ne présentaient ni surcharges, ni ratures. S'ils ont été altérés, ils n'ont pu l'être qu'avant leur départ de Toulouse, et par la substitution de pages entières à d'autres pages. M. Colin croit-il que, dans le cas où j'aurais été capable de recourir à des manœuvres aussi honteuses, j'aurais trouvé dans les présidents et les secrétaires des Sociétés savantes de Toulouse, qui sont des hommes de cœur, des complaisants et des complices. Faire une semblable supposition, c'est démontrer l'impossibilité matérielle du fait qui est si perfidement insinué, et c'est faire voir en même temps avec quel esprit de malveillance mon honorable adversaire a conçu et rédigé la critique acerbe qu'il a dirigée contre moi.

Après avoir ainsi cherché à faire naître des soupçons sur la valeur scientifique et sur l'authenticité des manuscrits que je vous ai soumis, M. Colin revient sur le mémoire qu'il a publié dans le *Bulletin de l'Académie de médecine*. Il s'étend avec complaisance sur les expériences et les recherches qu'il a faites, sur les petits marais d'eau douce et d'eau salée, dans lesquels il a fait vivre les embryons des strongles filaires, sur les tumeurs du poumon dans lesquelles ils se développent, etc., etc. Cela était d'autant plus inutile que je n'ai jamais contesté le mérite du travail de M. Colin, et que, quelle que soit sa manière de raconter les faits intéressants qu'il a constatés, il ne reste pas moins établi par les manuscrits que je vous ai communiqués, et par les mémoires imprimés de la Société de médecine de Toulouse pour l'année 1857-58, que j'avais vu, longtemps avant la publication de son travail, les jeunes strongles filaires agames vivre dans l'eau pendant plusieurs mois, et que, de plus, j'avais signalé les tumeurs du poumon dans lesquelles ces vers se développent. Je me hâte d'ajouter, qu'aujourd'hui, comme au premier jour de la discussion, je n'élève, sur ces questions, aucune prétention à la priorité. La lettre que M. Ercolani vous a adressée et qui a été lue dans votre séance du 9 janvier prouve que c'est avec ce savant professeur que M. Colin doit débattre désormais cette question de priorité, et je ne serais nullement étonné qu'il lui fût démontré que dans son travail sur les strongles filaires, comme dans plusieurs autres, il s'est abusé en pensant découvrir ce que d'autres, avant lui, avaient déjà parfaitement étudié.

Je ne m'arrêterai pas plus longtemps, Messieurs, sur la partie de la critique de M. Colin qui est relative aux strongles des voies respiratoires. J'ai hâte d'arriver à celles de mes erreurs qu'il vous a demandé la permission de *souligner*.

« Au paragraphe des *Ascaridiens*, dit M. Colin, l'auteur affirme *que leurs* « *œufs n'éclosent jamais dans l'intestin de l'animal chez lequel ils ont été* « *pondus*. Bien que cela se dise depuis une dizaine d'années, notamment « à compter des observations de M. Davaine, personne n'a encore prouvé que « les œufs d'ascarides qui éclosent à la suite de leur réintroduction dans l'in- « testin, ne puissent y éclore sans avoir été préalablement éliminés. »

J'ignore pourquoi M. Colin me fait dire, en guillemetant le passage, « que « les œufs des *Ascaridiens* n'éclosent jamais dans l'intestin de l'animal chez « lequel ils ont été pondus. » Une telle assertion, si je l'avais formulée, serait une grossière erreur, car la tribu des Ascaridiens, telle que l'a limitée M. Blanchard, dont j'ai adopté la classification, comprend avec le genre Ascaride, les genres Filaire et Spiroptère, dans lesquels on rencontre des espèces ovovipares. M. Colin, qui a été professeur de botanique et de zoologie, n'est-il donc pas assez familiarisé avec le langage de l'histoire naturelle pour savoir que les mots *ascarides* et *ascaridiens* ne sont pas synonymes? et faut-il que je lui apprenne, à lui qui affiche la prétention de *souligner mes erreurs*, qu'il ne lui est pas permis de me présenter comme ayant attribué à toute une tribu, un caractère physiologique que je me suis borné à signaler dans les espèces d'un seul genre de cette tribu? Lorsqu'on veut jouer le rôle de critique, avec autant d'âpreté que l'a fait M. Colin à mon égard, on est tenu de connaître le sens rigoureux des expressions que l'on emploie, surtout quand, pour avoir négligé d'apprendre la valeur d'une terminaison, on s'expose à faire dire une absurdité à l'auteur contre lequel on dirige des attaques passionnées.

J'ai avancé que les œufs des ascarides, et non pas ceux des ascaridiens, comme me le fait dire M. Colin, n'éclosent jamais dans l'intestin de l'animal chez lequel ils ont été pondus. En cela je partage l'opinion de M. Davaine, dont j'ai rappelé les recherches et les expériences dans l'article HELMINTHES Des raisons péremptoires me paraissent militer en faveur de cette opinion. Eschricht a fait voir qu'une seule femelle de l'*ascaris lumbricoïd s* L., renferme plus d'un million d'œufs, et l'on peut se demander, avec M. de Siébold, ce qui arriverait à un animal chez lequel viendraient à éclore et à se développer en même temps un aussi grand nombre d'individus du genre ascaris qui, tous, acquièrent un volume considérable relativement à la taille des sujets chez lesquels ils vivent. A plus forte raison pourrait-on se poser cette question, lorsque, ainsi que cela a lieu ordinairement, plusieurs femelles adultes gorgées d'œufs mûrs, existent ensemble dans le même intestin. Cela suffirait presque déjà pour faire présumer que les œufs des ascarides n'éclosent pas chez l'hôte qui héberge la mère. Mais ce ne sont là que des présomptions, et je dois invoquer des raisons plus concluantes. Les ascarides ne sont point ovovivipares; leurs œufs, au moment où ils sont pondus, offrent un vitellus qui n'a subi, dans les utérus de la mère, aucune espèce de segmentation. Il est évident d'après cela que, s'ils devaient éclore dans l'intestin, il leur faudrait, avant tout, subir, dans l'intérieur de cet organe, les différentes modifications qui constituent la segmentation du jaune, et qui précèdent la formation de l'embryon. J'ai recueilli des œufs d'ascarides dans les matières intestinales dans toute la longueur de l'intestin, et dans les crottins du cheval peu de temps après leur expulsion. Ils prennent, comme je l'ai dit, au milieu de ces matières, une couleur d'un brun plus ou moins foncé; mais, bien qu'ils soient soumis, dans le tube digestif, à une température plus élevée que celle qu'ils rencontreront au dehors, je n'en ai jamais trouvé un seul dont le vitellus fût segmenté. Avant moi, M. Davaine a fait absolument la même observation, en ce qui concerne les œufs de l'ascaride lombricoïde de l'homme. Il est évident que, si quelques-uns des œufs que j'ai observés avaient dû éclore dans le tube digestif, il me serait arrivé d'en trouver dans lesquels la formation de l'embryon aurait été assez avancée pour faire prévoir une éclosion prochaine. Je suis donc autorisé à dire, d'après mes recherches qui ont été multipliées, et faites à différentes époques de l'année, que les œufs des ascarides, dont le vitellus ne se segmente point dans l'intestin, ne peuvent point éclore dans cet organe. L'objection que M. Colin m'oppose en me citant les œufs de ces nématoïdes qui éclosent à la suite de leur réintroduction dans l'intestin est sans valeur, car on n'a jamais réussi à faire éclore ainsi que les œufs dans l'intérieur desquels des embryons s'étaient formés, à la suite d'un séjour plus ou moins prolongé dans le monde extérieur.

J'ai essayé d'indiquer, dans l'article HELMINTHES, la cause probable qui s'oppose à la formation de l'embryon dans l'intérieur de l'œuf de ces vers tant qu'il est renfermé dans le tube digestif. Cette cause me paraît être l'absence d'une suffisante quantité d'oxygène. Dans le monde extérieur, en effet, les phénomènes de la segmentation et du développement de l'embryon ne s'opèrent qu'autant que les œufs ne sont point soustraits au contact de l'air. Si on les met, par exemple, sous une épaisse couche d'eau, dans une éprouvette étroite et profonde, leur vitellus, dans la plupart des cas, ne se segmente pas, et ils restent sans subir de modifications, mais sans perdre néanmoins pour cela la faculté de se développer plus tard. Il m'est souvent arrivé d'en conserver de cette manière pendant plusieurs mois, et de réussir ensuite à faire développer des embryons dans une partie d'entre eux, en les plaçant simplement dans d'autres conditions. Si, dans l'eau où on les dépose, il se trouve avec eux de la matière organique qui se putréfie, et rende le liquide plus ou moins fétide, les œufs restent encore sans que le jaune se segmente, ou même s'altèrent complétement. Il est à remarquer que cela a lieu tout aussi bien quand la couche d'eau qui les recouvre est peu épaisse, que quand ils sont placés dans un vase profond. Si, au contraire, on laisse les œufs à l'air libre, ou sous une cloche assez vaste, dont on maintient l'atmosphère humide, ou bien encore si on les met dans une petite capsule de verre, ou dans un verre de montre avec une faible quantité d'eau, on voit les embryons se former dans leur intérieur, dans un espace de temps qui varie de huit à vingt-cinq, trente ou quarante jours. On peut conclure de là, qu'un air suffisamment riche en oxygène est nécessaire aux œufs d'ascarides pour qu'un embryon puisse se développer aux dépens de leur vitellus. J'ai observé plusieurs fois un fait qui m'a confirmé dans cette opinion. Dans des éprouvettes où j'avais placé, sous une épaisse couche d'eau, des œufs d'ascarides qui pendant longtemps étaient demeurés dans l'état où ils étaient au sortir des organes génitaux de la femelle, il s'est produit accidentellement de la matière verte formée de diverses espèces du genre *Conferva*. Aussitôt, et probablement sous l'influence de l'oxygène que ces végétaux dégageaient dans l'eau, j'ai vu les œufs, jusque-là stationnaires, parcourir les différentes phases de la segmentation, et laisser se former dans leur intérieur des embryons.

Si donc il est vrai, comme ces faits m'autorisent à le penser, que l'oxygène soit nécessaire à la formation de l'embryon dans les œufs des ascarides, on comprend sans peine qu'ils puissent, sans subir de modification, traverser l'intestin dans lequel ils trouvent des gaz de tout autre nature. J'ai même lieu de croire que, s'ils étaient reportés dans l'intestin d'un animal, immédiatement après avoir été expulsés, ils n'écloraient pas davantage. C'est au moins ce qui résulte de quelques expériences que j'ai tentées dans ce sens. Malheureusement je ne puis m'étendre longuement sur les recherches que j'ai commencées, et que je voudrais pouvoir compléter avant de rien publier sur ce sujet. Mais, bien qu'il me reste encore quelques points à éclaicir, je persiste à penser, jusqu'à ce que M. Colin ou tout autre ait démontré le contraire, *que les œufs des ascarides, et non pas ceux des ascaridiens, ce qui n'est pas la même chose, ne sont pas destinés à éclore dans l'intestin de l'animal chez lequel ils ont été pondus.*

La seconde observation de M. Colin porte sur une espèce qui appartient au genre dont je viens de vous entretenir. J'ai dit que l'ascaride du bœuf paraît être assez rare. M. Colin s'élève en ces termes contre cette assertion : « Pourtant je puis affirmer qu'elle est très-commune. On ne peut mettre les pieds dans un abattoir sans en trouver de nombreux spécimens, tant mâles que femelles ; parfois même on en voit de mortes au milieu de la fiente que les veaux répandent dans les endroits où ils stationnent. J'ajoute qu'à Toulouse où M. Baillet a dû faire ses observations, ces vers sont d'une fréquence remarquable. Là j'ai trouvé des sujets qui en avaient les premières parties de l'intestin grêle bourrées et comme transformées en corde. »

Il y a, dans ces quelques lignes, une insinuation malveillante, sur laquelle je ne m'arrêterai pas quant à présent, parce qu'elle reviendra bientôt sous une forme plus agressive, et que j'aurai alors l'occasion d'y répondre. Je me bornerai donc à envisager ici la question que soulèvent les assertions de mon contradicteur.

Si M. Colin était un peu plus habitué à l'étude, et surtout à la recherche des espèces, dans l'un et dans l'autre des deux règnes organiques, il comprendrait que les faits qu'il a recueillis, et qu'il n'avait pas d'ailleurs jusqu'à ce jour publiés, ne suffisent pas pour établir définitivement que l'ascaride du bœuf soit une espèce très-répandue. Il y a dans la science de nombreux exemples d'espèces rares qui, tout à coup et pendant un certain temps, se sont montrées communes pour quelques observateurs, et qui ensuite ne se sont plus présentées à eux qu'à des intervalles éloignés. Je ne serais pas étonné que ce fût là le cas de M. Colin, en ce qui concerne la fréquence, à Toulouse ou ailleurs, de l'ascaride des veaux. J'ai cherché à me procurer cette espèce avec d'autant plus de persistance que beaucoup d'auteurs la considèrent comme identique avec celle de l'homme, et qu'il y aurait là, à mon avis, une importante question de détermination spécifique à élucider. En dépit de mes recherches dans les abattoirs, dans les étables à la campagne pendant les vacances, et dans les cabinets de dissection, je n'ai jamais eu à ma disposition qu'une seule femelle d'ascaride rendue par un veau. C'était déjà pour moi une raison de dire que l'ascaride du bœuf me paraissait être rare. Néanmoins je me serais bien gardé d'être aussi absolu dans mon assertion, si je n'avais su à l'avance que d'autres observateurs, qui ont publié d'excellents ouvrages sur l'helminthologie, n'avaient pas été plus heureux que moi. Gœze, Zéder, Rudolphi, n'ont jamais rencontré d'ascarides chez les bêtes bovines. Cela résulte d'un passage très-explicite de l'*Entozoorum historia naturalis* du dernier de ces auteurs, qui s'exprime ainsi : « In vitulis imprimis occurrere « auctores referunt, vermesque vitulinos Vallisnierius vocat, nostris tamen in « regionibus rariores videntur, *nec Gœzio, nec Zedero, nec mihi unquam « oblati*. Quos examinavi, Musœi Scholæ veterinariæ Alfortensis inspectoris, cel. « Godine junioris benevolentiæ debeo, in vaccis repertos. » (*Entoz. Hist.*, I., p. 282.)

Dujardin semble également n'avoir jamais eu l'ascaride du bœuf à sa disposition, car il se borne à dire en parlant de ce ver : « On a répété jusqu'à pré« sent que l'ascaride lombricoïde se trouve également dans l'intestin du « bœuf; » et, plus loin : « On considère d'ailleurs, comme identique avec « l'ascaride lombricoïde de l'homme, celle qu'on trouve dans l'intestin du « bœuf. » (*Hist. nat. des helminthes*, p. 156 et 166.) Il est évident que cet habile naturaliste, qui a si bien distingué l'espèce parasite du porc de celle qui habite chez l'homme avec laquelle on l'avait confondue jusqu'alors, aurait été plus explicite dans un sens ou dans l'autre, s'il avait eu occasion de comparer l'un à l'autre les deux vers dont il parle en termes si vagues. Enfin, M. Davaine a écrit : « L'ascaride lombricoïde, dont Vallisnéri a vu une « véritable épizootie chez le veau, est d'une extrême rareté chez cet animal « à Paris. » (*Traité des entozoaires*, p. 233) Je regrette de n'avoir pu me procurer l'ouvrage de Vallisnieri, où l'on trouverait peut-être des renseignements qui pourraient mettre sur la voie, en ce qui concerne les circonstances dans lesquelles les ascarides se montrent abondamment dans l'intestin des veaux ; mais tout semble démontrer que ces circonstances sont exceptionnelles. Si donc j'avais de nouveau à parler de l'ascaride du bœuf, je persisterais à dire, en m'appuyant sur les autorités que je viens de citer, que cette espèce paraît être rare; j'ajouterais seulement que cependant M. Colin affirme qu'elle est très-commune. Je lui laisserais d'ailleurs la responsabilité tout entière de cette assertion, car je crains que, pour fortifier son argumentation contre moi, il ne se soit laissé aller de bonne foi à un peu d'exagération. C'est une faiblesse à laquelle il est enclin. Je n'en veux pas d'autre preuve que ses affirmations quand on a discuté, dans cette enceinte, la question de l'attelage au joug des bêtes bovines. S'il m'en souvient bien, M. Colin a avancé, à cette époque, que les bœufs des environs de Toulouse étaient fréquemment blessés par le joug en usage dans le pays. Il a même ajouté qu'il avait constaté chez ces animaux des excoriations au front et autour des cornes. Ne voulant pas m'en rapporter à ma seule expérience, j'ai consulté, sur ce sujet, pendant les dernières vacances, les hommes les plus compétents, et tous m'ont dit que les accidents déterminés par le joug en usage dans le sud-ouest de la France étaient excessivement rares.

Mais je reviens à la critique à laquelle je suis obligé de répondre Après avoir donné les diagnoses des *Ascaris marginata* Rud. et *A. Mystax* Rud., que l'on trouve l'un chez le chien, l'autre chez le chat, j'ai ajouté que ces vers habitaient l'intestin grêle et l'estomac de ces carnassiers. M. Colin me reproche de n'avoir pas dit que, dans le cas où ils viennent jusque dans l'estomac, ils déterminent des vomissements. En cela il a raison, j'aurais pu m'étendre un peu plus sur ces deux espèces, et dire qu'en général on les considère comme pouvant déterminer le vomissement lorsqu'elles arrivent dans l'estomac pendant la vie. Mais j'aurais pu ajouter aussi, que j'ai plusieurs fois trouvé des ascarides dans l'estomac de chats ou de chiens immédiatement après avoir sacrifié ces animaux, et que cela implique que ces vers devaient s'y trouver au moins dans les derniers instants de la vie. Il n'est peut-être pas d'ailleurs entièrement prouvé que les ascarides ne puissent passer dans l'estomac sans déterminer des vomissements. Je connais une personne digne de foi, qui a rendu, par la bouche et à quelques heures d'intervalles, deux ascarides lombricoïdes. Il n'y a eu chez elle ni indisposition, ni nausées, ni vomissement. Chacun des vers, en arrivant vers le haut de l'œsophage, a déterminé un chatouillement très-incommode et une violente quinte de toux ; et tous les deux ont été retirés par le patient lui-même, à l'aide de ses doigts, sans qu'il y ait eu, je le répète, le moindre effort de vomissement.

Au début de la seconde partie de son travail, M. Colin vous a demandé, Messieurs, *la permission de souligner quelques-unes de mes erreurs*. Si je m'en rapporte au Dictionnaire de l'Académie française, une erreur est une fausse opinion, une méprise. En quoi donc ai-je commis une erreur, en disant que le *Spiroptera megastoma* Rud. existe dans de petites tumeurs que l'on trouve entre la membrane muqueuse et la tunique charnue de l'estomac chez le cheval ? M. Colin aurait voulu que je fisse connaître dans quelle partie de l'estomac se trouvent ces tumeurs. Cela eût été mieux sans doute; mais, pour ne l'avoir pas fait dans un article qui devait rester exclusivement zoologique, puisque les maladies vermineuses sont étudiées, chacune à son rang, dans le *Dictionnaire*, je n'ai point commis une erreur. Il faut être animé du désir de critiquer quand même et de trouver tout mauvais, pour présenter comme entachée d'erreur une assertion vraie. Quant au reproche que me fait M. Colin d'avoir dit que les tumeurs habitées par les spiroptères renferment du mucus, je le renverrai simplement au travail qu'à publié sur ce sujet M. Valenciennes, dont, après examen, j'ai adopté l'opinion.

Jusqu'à présent, Messieurs, mon honorable contradicteur n'est pas très-heureux dans le choix des passages qu'il critique, et les erreurs qu'il *souligne* se réduisent à bien peu de chose. Il n'est pas plus heureux dans l'observation qu'il veut bien me faire au sujet de l'oxyure recourbé. J'ai dit que cette espèce se rencontre assez souvent dans le cœcum et dans le côlon des solipèdes. « D'une part, dit M. Colin, on ne le trouve pas dans le cœcum; d'au-

« tre part, il n'habite qu'une seule partie du côlon, toujours la même, le ren-« flement gastrique. » Que M. Colin ne l'ait jamais rencontré que dans la région qu'il indique, cela ne me surprend pas, car c'est aussi dans ce point que je l'ai trouvé le plus souvent. Mais cela ne veut pas dire que ces vers ne puissent pas exister quelquefois dans le cœcum, et dans d'autres régions du côlon que le renflement gastrique. Je vois, en effet, dans mes notes, qu'au mois d'avril 1863, j'ai recueilli, dans le cœcum d'un mulet, quelques femelles d'oxyures; et je ne puis me tromper sur ce fait, car j'ai essayé, sans succès, de mettre en incubation les œufs de ces femelles, et, en raison de cette circonstance, j'ai noté exactement toutes les particularités qui me paraissaient avoir de l'importance. Une autre fois, j'ai trouvé de ces vers bien vivants dans le rectum, et même à la marge de l'anus. J'en ai même recueilli, aux hopitaux de l'École de Toulouse, dans la fiente d'un cheval, et pour arriver là, il leur avait bien fallu traverser le côlon tout entier. Mais je ne suis pas le seul qui ai rencontré, chez les solipèdes, l'oxyure recourbé en dehors du renflement gastrique du côlon. Rudolphi, après avoir nommé et caractérisé ce ver en quelques mots, dit, avant de le décrire complétement : « Habitat in equi cœco, « ubi sæpe diverso anni tempore, et nonnunquam satis copiosam *repcri.* » (*Entoz. Hist. nat.*, II, p. 100.) Et dans le *Synopsis* il répète encore (p. 18) : « Hab. in equi cœco toto anno. » Cette assertion de Rudolphi a une grande valeur, car le savant helminthologiste qui a passé la plus grande partie de sa vie à l'étude des vers, parle ici de faits qui lui sont personnels. Ce ne sont pas d'autres naturalistes qui lui ont remis les oxyures du cœcum, c'est lui-même qui les a recueillis, « *et nonnunquam satis copiosam* REPERI, » dit il. Dujardin n'est pas moins explicite : « Cet oxyure, dit-il, se trouve assez souvent dans « le COECUM et le côlon du cheval et de l'âne; mais le mâle est beaucoup « plus rare que la femelle; pendant longtemps il est resté inconnu; Gœze, « Bremser, Rudolphi n'avaient pu le rencontrer, et je dois dire que je n'ai pas « été plus heureux que ces grands helminthologistes, *quoique j'aie cher-« ché avec le plus grand soin, à Rennes, dans plusieurs chevaux qui con-« tenaient des femelles à différents degrés de développement.* » (*Hist. nat. des helminthes*, p. 143.) Ainsi Dujardin qui a cherché avec le plus grand soin dans l'intestin de plusieurs chevaux où existaient des femelles d'oxyures, dit que ce ver se trouve assez souvent dans le COECUM et dans le côlon. S'il ne l'avait rencontré que dans la courbure gastrique du côlon, il n'aurait pas m nqué de le faire observer, et son opinion, formulée comme elle l'est dans son ouvrage, aurait dû au moins rendre M. Colin plus réservé dans son attaque contre moi sur ce point. Ai-je besoin d'ajouter maintenant que MM. P. Gervais et van Bénéden (*Zoologie médicale*, II, p. 129) signalent aussi la présence de l'*oxyuris curvula* Rud. dans le *cœcum* du cheval, et que Diesing a dit de ce ver : « Habitaculum. — Equus caballus; IN INTESTINO COECO, omni anni tem-

« pore frequens. — Equus asinus ibidem, præsertim malleo humido laboran-
« tium. — E. Mulus Januario in Brasilia. » (*Systema helminthum*, II, p. 141.) Je terminerai par une dernière citation empruntée à l'ouvrage de M. Davaine : « L'oxyuris curvula, dit cet auteur, analogue de notre oxyure habite le « *cæcum*, la portion cœco-gastrique du côlon, le rectum : souvent on le voit « à l'orifice anal, hors duquel une partie de son corps fait saillie ; on le « trouve encore à la surface des excréments, dans un mucus glaireux ou « strié de sang qui les enduit. » (*Traité des Entoz.*, p. 228.) Je suis donc autorisé à conclure que M. Colin est le seul auteur qui, jusqu'à ce jour, n'ait point trouvé l'oxyure recourbé en dehors de la courbure gastrique du côlon, et que par conséquent, avant de *souligner* cette prétendue erreur, il aurait dû s'assurer si d'autres que moi n'avaient pas vu ce ver dans le cœcum.

Nous arrivons, Messieurs, à la tribu des *sclérostomiens*, c'est-à-dire à l'un des points de mon article qui ont été critiqués avec le plus de violence, mais aussi avec le moins de raison, par mon contradicteur. Les griefs de M. Colin contre moi, au sujet des sclérostomiens, remontent à une époque bien antérieure à celle où a été publié le VIIIe volume du *Dictionnaire*. En juin 1864, M. Colin, à l'occasion de sa candidature à l'Académie de médecine, a lu, dans le sein de cette Société savante, un mémoire sur le *Développement et les Migrations des sclérostomes*, qui a été publié dans le *Bulletin*, et reproduit dans le *Recueil de médecine vétérinaire*. A cette époque, et depuis plusieurs années déjà, je m'occupais de l'étude des mêmes vers. Peu de mois après la lecture de M. Colin, le 9 février 1865, je communiquai à l'Académie impériale des sciences de Toulouse un mémoire sur ce sujet, dans lequel je fus forcé de combattre plusieurs assertions de M. Colin, et de démontrer que, sur quelques points, il avait commis de graves erreurs. Je le fis avec tous les ménagements, avec tous les égards que l'on se doit entre gens bien élevés, dans la discussion d'une question scientifique. Tous ceux qui ont lu mon travail sur les sclérostomiens ont pu voir que je ne touchais qu'aux points du mémoire de M. Colin que j'avais besoin de combattre pour établir la réalité de mes recherches, et pour tirer de mes études les conséquences qu'elles comportaient. M. Colin ne m'a pas su gré de ma modération, et, dans le passage auquel j'essaie de répondre, il m'accuse d'avoir relevé dans son travail une prétendue erreur, et de ne lui avoir point attribué les faits nouveaux qu'il a découverts. Je suis donc obligé de reprendre, un à un, chacun de ces faits que M. Colin pense avoir découverts, et de lui démontrer qu'il s'abuse, de bonne foi, j'en suis convaincu, sur la nouveauté de ses recherches en ce qui concerne la plupart d'entre eux. Je lui ferai voir ensuite que les erreurs que j'ai signalées, dans son travail sur les sclérostomes, sont bien des erreurs, et qu'elles sont graves par elles-mêmes, et par les conséquences que l'on en pourrait tirer, si on les acceptait, sans examen, comme l'expression de faits vrais.

« Ma prétendue erreur relevée par M. Baillet, dit M. Colin, il ne parle plus « de moi pour la série de faits nouveaux qui l'accompagnent. Je ramène tous « les sclérostomiens du cheval à une seule espèce ; je fais voir que les cinq « ou six sclérostomes décrits par les naturalistes ne sont que des vers modi- « fiés par suite de la mue et du changement d'armature buccale ; je montre « comment les sclérostomes, dans les gros kystes du cœcum, dans les liga- « ments du foie, dans l'anévrysme de la mésentérique, dans le pancréas, « résultent de la migration du sclérostome intestinal. Je prouve par des pré- « parations microscopiques que les colonies de sclérostomes éloignées de l'in- « testin se composent d'individus stériles, d'eunuques que la nature a rendus « tels, parce qu'elle les a mis dans les conditions où leur progéniture ne « pourrait s'élever. »

M. Colin se fait illusion quand il pense que c'est lui qui a ramené tous les sclérostomiens du cheval à une seule espèce. Ce travail était fait bien avant lui ; et, sans remonter à une époque antérieure à celle de Rudolphi, il me sera facile de lui faire voir que les cinq ou six formes, dont jamais personne n'a songé à faire des espèces distinctes, ont toujours été confondues, à l'exception d'une seule dont j'aurai à dire quelques mots tout à l'heure, sous un même nom spécifique.

Rudolphi a décrit le *sclerostoma equinum* de Blainv. sous le nom de *strongylus armatus*. Il en distingue non pas deux espèces, mais deux variétés, l'une, α. *major intestinalis*, l'autre, β. *minor aneurysmaticus*. Il est facile de comprendre, en lisant ce qu'a écrit ce célèbre helminthologiste, que toutes les formes du strongle armé rentrent dans l'une ou dans l'autre des deux variétés qu'il a établies. En parlant des organes où l'on rencontre les strongles armés, il dit en effet : « Hab. major in equi et muli *intestinis crassis*, præser- « tim *cæco*, omnium vermium equinorum copiosissimus, et nullo non anni « tempore mihimet obvius. Non raro in equi *pancreate*, rarius in *duodeno*, « Florman professor ludensis, in litteris. In equi *ventriculo* Muller aliique, « sed certe rarissime, ipse saltem ibidem nunquam reperi. In asino, minores « *in arteriarum equi mesentericarum aneurysmatibus*, ubi sœpius offendi ; in « *diaphragmate* à Chaberto inventos vidi. » (*Entoz. Hist. nat.*, II, p. 204.)

Ainsi, pour Rudolphi, les sclérostomes du gros intestin, ceux du pancréas, du duodénum, et même ceux plus douteux trouvés par Muller dans l'estomac, sont d'une seule et même espèce que ceux qui habitent dans les anévrysmes des artères mésentériques, ou même dans l'épaisseur du diaphragme. Il ne peut pas y avoir de doute, à cet égard, sur l'opinion du célèbre helminthologiste, car ailleurs il dit encore : « *Strongylus armatus* ut plurimum in equi « *cæco* degit, sed in ejusdem etiam *ventriculo* et *pancreatico ductu* repertus « dicitur, et in *aneurysmatibus tuberculosis* sœpe occurrit. » (*Ent. Hist.*, I, p. 348.) « Qui in *arteriarum* infimi ventris *tumoribus* non raro occurrunt

« strongyli aliquot lineas ad policem usque longi, candidissimi, capite tamen « a sanguine hausto) ruberrimo, *ab intestinalibus specie non differunt*, sed « cum his nondum adultis et decoloribus exasse conveniunt. » (*Entoz. Hist. nat.*, II, p. 208.)

Rudolphi confondait même avec le strongle armé la forme dont M. Diesing a fait depuis une espèce sous le nom de *sclerostoma tetracanthum*, et il la regardait comme le jeune âge des vers beaucoup plus grands que l'on trouve avec elle dans le gros intestin. Ce n'est pas néanmoins sans quelque hésitation qu'il fait ce rapprochement qu'il s'efforce de justifier par une étude comparée de ces deux formes, qui sont, au premier abord, si différentes l'une de l'autre. « Proles, dit-il, auctumno in equi cœco mihimet obvia, alba aut flavescens, « tres ad quinque lineas longa, plerumque numeri arabici 8 instar torta, ca- « pite tenui, ore orbiculari, caudæ apice, quod memoratu dignum, in utroque « sexu inflato, in femellis obtuso cum acumine brevi obliquo obtusiusculo, in « maribus obtuso cum filo sive genitali masculo medio. Ovula in femellis jam « adsunt, sed elliptica, neque matura. Cutis tenerrima, ut intestina facile va- « riisque locis prolabuntur.

« Inter hanc prolem exiguam et strongylos adultos vermes quoque medios, « sed rarius vidi, similesque alii in partibus auctoribus visi sunt. » (*Entoz. Hist. nat*, II, p. 205.)

« Strongylus armatus in equorum cœco vulgatissimus duos circiter pollices « longus est, ejusdem tamen ibidem (septembri 24 1801) sobolem reperi « 3-5 lineas longam, variis rebus notabilem. Strongyli enim isti juniores præter « magnitudinem indicatam : *a.* albi aut flavescentes, adultis plus minus fuscis : « *b.* tortuosi, adultis semper rectis, fere strictis ; *c.* ovulis fœti, quod in tam « pusillis mirum ; *d.* autem caudæ forma distinctissimi erant ; feminæ enim « adultæ cauda recta et acuta, in prole autem tumida vesiculam mentitur « cum acumine obliquo, et bursam fere marium caudalem refert, ut in tenel- « lis, ni ovulorum rudimenta adessent, sexum fere discrimen non adesset. « Postea quoque strongylos intermedios aliquoties eodem loco reperi, alias de « specie dubium oriri posset. Qui in equorum aneurysmatibus tuberculosis « occurrunt, strongyli armati, iterum varii, tres lineas ad pollicem longi, al- « bidi, ore sanguineo retiusculi. » (*Entoz. Historia*, I, p. 325.)

Il résulte de ces diverses citations que Rudolphi connaissait toutes les formes de sclérostomes que les auteurs indiquent encore aujourd'hui, qu'il les rapportait toutes à deux variétés d'une même espèce, qu'il regardait le ver que Diésing a appelé depuis *sclerostoma tetracanthum* comme le jeune âge du strongle armé, quelles que fussent les différences qu'il observait entre ces deux formes ; enfin, qu'il avait déjà reconnu que les strongles des *anévrysmes* sont de même espèce que ceux de l'intestin, qu'ils sont très-semblables à eux, et qu'ils offrent l'aspect d'individus de même espèce décolorés et n'ayant pas encore atteint l'âge adulte. C'est assez dire que Rudolphi avait déjà fait en 1808 ce que M. Colin pense avoir fait le premier en 1864.

De 1808 à 1864, la science s'est modifiée, et il ne serait pas impossible que des naturalistes eussent séparé les formes que Rudolphi avait réunies. Dans ce cas, ce serait avec raison que M. Colin s'attribuerait le mérite de les avoir réunies de nouveau. Malheureusement pour la thèse qu'il soutient, rien de pareil n'a eu lieu. En 1842, M. Rayer a publié un beau travail sur les anévrysmes vermineux de l'artère mésentérique chez le cheval, et, de même que Rudolphi, il a considéré le ver qui habite ces tumeurs comme une simple variété du strongle armé. En 1845, Dujardin, dans son *Histoire naturelle des helminthes*, n'a admis chez les solipèdes qu'une seule espèce de sclérostome dans laquelle il a fait entrer ceux qui habitent le *cœcum* et le *côlon*, ceux du *pancreas*, du *duodénum*, de la *tunique du testicule*, et ceux des anévrysmes de l'*artère mésentérique*. Il n'en sépare même pas les sclérostomes plus petits qui correspondent au *strongyli armati proles* de Rudolphi, bien qu'il leur donne le nom de *sclerostoma quadridentatum*. Diésing, que M. Colin me reprochera tout à l'heure de n'avoir point consulté, admet, comme Rudolphi et Dujardin, deux variétés dans l'espèce *sclerostoma armatum ;* il cite les différents naturalistes qui les ont étudiées ou recueillies, puis il ajoute : « *Habitaculum.* — Var. minoris. — Equus caballus. In *aneurysmatibus arteriarum* « *mesenterii*, rarius in *cœliaca*, in *vena portarum.* — Majoris. — Equus ca- « ballus : in *intestinis crassis*, præsertim *cœco*, omni anni tempore, rarius in « *duodeno* et in *pancreato*, in *tunica vaginali propria* testiculi. — Equus asi- « nus : *in intestinis* hyeme. — Equus mulus : in *intestinis crassis*, præsertim « *cœco*, januario in Brasilia. » (*Systema helminthum*, II, p. 303.) Le savant helminthologiste de Vienne ne parle point des vers que Rudolphi regardait comme constituant le jeune âge du strongle armé. C'est qu'en effet il les sépare définitivement de cette dernière espèce, et les décrit sous le nom de *sclerostoma tetracanthum*. Tout au plus M. Colin pourrait-il se flatter d'être revenu, pour cette dernière forme, à l'opinion de Rudolphi. Encore aurait-il fallu, qu'à l'exemple de ce grand naturaliste, il justifiât ce retour à une opinion ancienne par une étude comparative des caractères des uns et des autres de ces vers. Je ne vois rien de pareil dans son travail, ni pour le *sclerostoma tetracanthum* Diésing, ni pour les autres formes de sclérostomes du cheval, en supposant que quelque auteur compétent ait essayé de les séparer, et je suis, par conséquent, autorisé à déclarer, d'après tout ce qui précède, *que c'est à tort que M. Colin me reproche de n'avoir pas dit, dans l'article* HELMINTHES *du* Dictionnaire, *que c'est lui qui a ramené tous les sclérostomiens du cheval à une seule espèce.*

M. Colin n'est pas mieux fondé à m'accuser *de n'avoir pas dit que c'est lui qui a fait voir que les cinq ou six sclérostomes décrits par les naturalistes ne sont que des vers modifiés par suite de la mue et du changement d'armature buccale.* Il me suffira, pour le démontrer, de citer simplement un passage de l'*Histoire naturelle des helminthes* publiée par Dujardin en 1845. « On re-« marque aussi, dit ce savant helminthologiste, que les sclérostomes, à me-« sure qu'ils s'accroissent, peuvent subir de véritables mues par suite de cha-« cune desquelles une armure buccale plus simple est remplacée par une « armure plus complexe, jusqu'à ce que l'animal ait atteint le terme de son « développement. On voit sur les plus jeunes que l'armure ne se compose « que d'un simple anneau écailleux, bordé intérieurement d'une rangée de « denticules ; plus tard, il se développe en arrière une capsule encore très-« petite et successivement plus grande à chaque mue, et montrant alors quatre « arêtes ou côtes opposées comme les méridiens principaux d'une sphère, et à « chacun desquels correspond en avant une papille aiguë. En même temps, « l'anneau buccal devient plus grand à chaque mue et montre à l'intérieur « un feston frangé ou une frange uniforme à lamelles plus ou moins longues ; « peut-être doit-on regarder les deux, trois, et quelquefois quatre franges en-« tourant en même temps la bouche d'un sclérostome, comme appartenant à « autant de téguments qui doivent se succéder et se détacher tour à tour. » (*Hist. nat. des helminthes,* p. 259.) D'après MM. P. Gervais et Van Bénéden, Mehlis en 1831, et Gurlt, un peu plus tard, avaient déjà signalé avant Dujardin les différences que présente l'armure buccale des sclérostomes du cheval, suivant l'âge, particulièrement chez ceux de ces vers que l'on trouve dans les anévrysmes des artères mésentériques.

M. Colin a tort aussi d'avancer que je n'ai point reconnu qu'il a montré que les sclérostomes dans les gros kystes du cœcum, dans les ligaments du foie, dans l'anévrysme de la mésentérique, dans le pancréas, résultent de la migration du sclérostome intestinal. En ce qui concerne ceux des kystes du cœcum, j'ai écrit, en effet, dans mon travail sur les sclérostomiens : « Ainsi que le fait observer M. Colin, tous les sclérostomes enkystés « ne réussissent pas à gagner l'intestin dans lequel ils doivent continuer à « vivre. Quelques-uns restent dans leurs kystes, s'y accroissent et y prennent « peu à peu les caractères du *sclerostoma equinum* à l'âge adulte ; mais ils n'ac-« quièrent point d'organes génitaux, et par conséquent demeurent stériles. « On les trouve alors dans des tumeurs sous-muqueuses remplies de sang « altéré et de pus. » (*Mémoires de l'Académie des sciences de Toulouse,* 6e série, t. III, p. 279.) Quant aux autres, je n'ai point dit qu'ils résultent de migrations du sclérostome intestinal, parce que cela est douteux pour moi. M. Colin n'ignore pas que j'ai fait voir, contrairement à ce qu'il avait avancé, que les œufs du sclérostome du cheval éclosent en dehors de l'intestin des solipèdes, et que le jeune ver qui en sort vit, pendant un certain temps, dans le monde extérieur avant de revenir dans l'intérieur de l'économie. Je crois, pour moi, que les sclérostomes du pancréas, par exemple, résultent précisément du développement de quelques-uns de ces vers qui sont apportés vivants dans le tube digestif par les aliments ou par les boissons, et qui, au lieu de pénétrer jusqu'au gros intestin pour s'y enkyster, s'engagent dans les canaux de la glande où ils se développent d'une manière particulière. J'ai commencé, sur ce point, chez le cheval et chez le mouton, des expériences que je me propose de continuer dès que les travaux d'installation que l'Administration veut bien faire exécuter dans mon service seront terminés. Je ne suis pas convaincu non plus que les sclérostomes du diaphragme et des anévrysmes ne sont que des sclérostomes qui ont été d'abord enkystés dans l'in-l'intestin, et, dans le doute, je me suis simplement abstenu d'adopter l'opinion de M. Colin qui ne me paraît pas suffisamment démontrée, surtout depuis que j'ai fait voir que les sclérostomes ne sont pas, comme il l'avait dit, des vers à migrations entièrement intérieures.

Pour en finir avec le reproche que me fait M. Colin de n'avoir point fait connaître les choses nouvelles qu'il a découvertes dans l'histoire des sclérostomes du cheval, il me reste encore à me *disculper* de l'accusation de n'avoir pas dit qu'il a prouvé que les colonies de sclérostomes éloignées de l'intestin se composent d'individus stériles. Vous avez vu, Messieurs, par la dernière citation que j'ai faite de mon travail, que je le dis en termes formels pour les sclérostomes des gros kystes du cœcum. D'ailleurs, ce n'est là qu'un cas particulier conforme à tout ce que l'on sait jusqu'à présent des vers enkystés, qui toujours se sont montrés agames. Quant aux sclérostomes des artères mésentériques, ce n'est point point M. Colin qui a découvert l'état dans lequel ils se trouvent. Rudolphi avait déjà dit, en 1808, qu'ils se confondaient avec ceux de l'intestin qui ne sont pas encore adultes : « *Sed cum his nondum adultis et decoloribus exasse conveniunt,* » ce qui veut dire en d'autres termes qu'ils ne sont pas en état de se reproduire. M. Davaine, qui a écrit son livre avant le travail de M. Colin, dit des femelles des sclérostomes anévrysmatiques que leurs œufs sont « très-petits, peut-être rudimentaires. » (*Loc. cit., Synopsis*, p. 78.) Enfin Dujardin, qui a publié, en 1845, son remarquable ouvrage, est plus explicite encore, car, après avoir caractérisé la variété β des anévrysmes de l'artère mésentérique du cheval, il ajoute : « *Organes génitaux non développés.* » (*Hist. nat. des helminthes*, p. 258.)

J'ai réduit, Messieurs, à sa juste valeur l'accusation portée contre moi par M. Colin de n'avoir point cité les découvertes contenues dans son travail sur les sclérostomes. Il me reste à faire voir maintenant que je n'en ai point imposé quand j'ai dit que j'avais signalé dans ce travail des erreurs graves. Voici comment M. Colin, dans sa critique, s'exprime à ce sujet : « Dans mon « mémoire spécial à l'Académie de médecine, j'ai fait connaître le développe- « ment et les migrations intérieures de ces helminthes chez les solipèdes. Il

« résulte de mes recherches que ces vers éclosent dans l'épaisseur de la mu-
« queuse du cœcum et de l'origine du côlon; qu'ils demeurent longtemps
« dans de petits kystes avant de faire irruption à la surface du cœcum;
« qu'enfin, ils ne deviennent sexués qu'au moment où ils viennent vivre en
« liberté à la surface de la muqueuse. M. Baillet, qui a vu éclore de ces vers
« dans les matières excrémentitielles, me conteste le développement intérieur
« susindiqué, comme si l'éclosion d'un œuf dans un crottin excluait la pos-
« sibilité de cette éclosion quand l'œuf est déposé dans le tissu de la mu-
« queuse. »

M. Colin, ainsi que cela lui est arrivé déjà plusieurs fois dans la discussion qui s'est élevée entre nous sur la vitalité des strongles des voies respiratoires, prend soin de déplacer ici complétement la question. Je n'ai jamais nié, d'une manière formelle, que les sclérostomes du cheval puissent se développer, comme l'a dit mon honorable collègue. Tout au plus ai-je laissé voir quelques doutes à cet égard. Vous en aurez la preuve, Messieurs, dans divers passages de mon travail sur les sclérostomiens que je vous demande la permission de citer. Cela vous fera voir en même temps que je n'ai point à me reprocher d'être jamais sorti des convenances dans une discussion purement scientifique qu'il m'était impossible de ne pas aborder.

« D'après un travail récent, ai-je dit à la page 12 de mon mémoire (tirage
« à part), que M. G. Colin, professeur à l'École d'Alfort, a communiqué à
« l'Académie de médecine, dans sa séance du 26 juin 1864, les œufs du
« *sclerostoma equinum* s'altèrent lorsqu'ils sont portés en dehors de l'orga-
« nisme des solipèdes, et leur vitellus ne peut se développer et prendre la
« forme d'un embryon, qu'autant qu'ils ont été déposés par les femelles dans
« l'épaisseur de la membrane muqueuse du cœcum et du côlon. Là ils su-
« bissent les modifications successives qui constituent les phases de la seg-
« mentation du vitellus, et bientôt, dans leur intérieur, se forme un embryon
« qui n'est pas mis en liberté, mais qui prend de l'accroissement dans un
« kyste que l'on voit apparaître autour de l'œuf. Le ver, ainsi développé, ne
« sort plus tard de son kyste que quand les premières dentelures de son ar-
« mure buccale ont commencé à faire saillie, et qu'il est en état de se fixer,
« comme ceux qui l'ont précédé, à la membrane muqueuse du gros in-
« testin.

« Le talent d'observation de notre collègue de l'École d'Alfort est si connu du
« monde savant, que nous aurions accepté ses assertions sans songer à élever
« le moindre doute, si, déjà, à l'époque où il a publié son mémoire, nous
« n'avions eu fait de nombreuses recherches sur la reproduction des sclé-
« rostomes, et si les résultats que nous avions bien des fois constatés n'a-
« vaient été, sous certains rapports, en opposition avec les faits qu'il avan-
« çait. » Vient ensuite l'exposé des nombreuses recherches et des observa-

tions multipliées par lesquelles j'ai établi, contrairement à ce qu'avait dit M. Colin, que les œufs des sclérostomes, qui éclosent parfaitement en dehors de l'économie, donnent naissance à des vers destinés à vivre dans le monde extérieur, avant de devenir, comme leurs ascendants, des vers parasites. Ces faits bien établis, je reviens à l'opinion de M. Colin, et je dis : « M. Colin a « décrit avec beaucoup de soin des kystes qui existent dans l'épaisseur de la « membrane muqueuse du cœcum et du côlon chez le cheval, et dans les- « quels se trouvent de jeunes sclérostomes encore dépourvus d'organes « sexuels. Notre savant collègue de l'École d'Alfort pense que les vers qui « habitent ces kystes sont *tous* nés dans la place qu'ils occupent, par suite « de l'éclosion des œufs que les femelles des sclérostomes ont déposés dans « l'épaisseur de la muqueuse. Nous ne saurions nous prononcer encore sur « l'exactitude de cette opinion en ce qui concerne une partie des kystes que « M. Colin a étudiés ; mais nous devons ajouter qu'il nous paraît impossible « que les jeunes sclérostomes venus du dehors ne concourent pas à former « au moins une partie de cette population enkystée. » (*Loc. cit.*, p. 30 et *Mémoires de l'Académie des sciences de Toulouse*, 6e série, t. III, p. 276.) Plus loin, j'ajoute encore : « Ainsi, en résumé, il n'est pas impossible qu'une « partie des sclérostomes de l'intestin du cheval naissent, comme l'a dit « M. Colin, par suite de l'éclosion des œufs déposés par les femelles dans « l'épaisseur de la muqueuse, et se développent ensuite sans passer une pre- « mière période de leur existence en dehors du corps des solipèdes ; mais « bien certainement ils ne doivent pas tous se comporter ainsi, car les œufs « de cette espèce éclosent parfaitement après avoir été chassés de l'intestin, « et la nature n'aurait pas commis l'inconséquence de permettre aux jeunes « vers de se développer au dehors, si quelques-uns d'entre eux n'avaient pas « dû revenir dans l'économie pour achever leur accroissement. » (*Loc. cit.*, p. 34 et *Mémoires de l'Académie des sciences de Toulouse*, p. 280.) Enfin, dans l'article Helminthes du *Dictionnaire*, où j'ai dû résumer en quelques pages les études que j'avais longuement développées dans mon mémoire sur les sclérostomiens, je me suis encore exprimé assez nettement, pour qu'il soit facile à M. Colin de reconnaître que ce n'est pas au sujet des assertions qu'il rappelle dans sa critique, que j'ai pu dire qu'il a commis des erreurs. Voici, en effet, comment je m'exprime dans le Dictionnaire : « Sans « nier que quelques sclérostomes puissent se développer comme le dit « M. Colin, nous ne pensons pas, cependant, que ce soit leur mode ordi- « naire de reproduction et d'accroissement. » (*Dictionnaire de médecine, de chirurgie et d'hygiène vétérinaires*, p. 567.)

C'est donc à tort que M. Colin s'imagine que j'ai placé ses erreurs, sur les sclérostomes, dans ce qu'il a dit sur leur mode de développement intérieur dans l'épaisseur de la muqueuse. Je n'ai point nié ce qu'il a rapporté ; j'ai admis, au contraire, les faits qu'il a avancés, uniquement parce qu'il les a avancés, et qu'il n'entre pas dans mes habitudes de contester ce que je n'ai pu voir moi-même. Cependant ma confiance ne va pas jusqu'à ne pas concevoir aujourd'hui quelques doutes sur l'exactitude des observations de M. Colin; et puisqu'il m'amène à les formuler, il trouvera bon que je les justifie en peu de mots. J'ai bien des fois examiné la muqueuse du cæcum et du côlon avec le plus grand soin; j'ai souvent trouvé dans son épaisseur les kystes signalés par M. Colin, contenant les jeunes sclérostomes en voie de développement; mais jamais, quelque attention que j'y ai apportée, je n'ai pu voir dans ces kystes un œuf de sclérostome à vitellus segmenté ou non segmenté. Ce n'est pas là, cependant, la principale raison de mon doute, car je ne me fais pas d'illusion sur mon mérite comme observateur, et j'admets parfaitement que d'autres puissent voir ce qui échappe à mes recherches. Mais depuis que M. Colin a publié son travail sur les sclérostomes, j'ai en vain essayé de découvrir, dans l'organisation des femelles de ces vers, une disposition quelconque qui pût leur permettre de déposer leurs œufs dans l'épaisseur de la muqueuse; et comme M. Colin n'a nullement fait voir comment ce dépôt peut avoir lieu, je ne suis pas bien convaincu qu'il n'y ait pas eu quelque cause d'erreur dans ses observations. Je suis, d'ailleurs, d'autant plus porté à croire qu'il en est ainsi, que M. Colin affirme que les œufs sont déposés dans la muqueuse avant toute segmentation, et que cela est en opposition avec l'observation constante que j'ai faite, que les œufs de tous les vers de la tribu des scléroslomiens, aussi bien ceux du cheval que ceux des autres mammifères, se segmentent complétement dans les utérus des femelles de ces vers avant la ponte.

Cependant, je le répète encore, sur ce point, je me contente de douter, et c'est dans d'autres assertions que résident, suivant moi, les erreurs réelles formulées par M. Colin. La première est relative à la ponte des œufs. « La « ponte, dit-il, qui devient après l'accouplement l'acte le plus important de « la vie du sclérostome, ne se fait point comme dans la généralité des hel- « minthes. Notre ver, qui, relativement aux autres espèces, produit un petit « nombre d'œufs, *ne doit point les répandre autour de lui, à la surface « de la muqueuse et au milieu des matières intestinales*. Il n'y a, dans « les régions qu'il occupe, ni le gazon de villosités, ni les couches épaisses « de mucus qui retiennent les œufs de l'ascaride dans le duodénum; il « n'y a autour de lui ni ces recoins paisibles, ni ces replis ineffaçables « qu'on voit dans certaines parties du côlon, ni ces conditions de stabilité qui « permettent aux œufs de l'oxyure de séjourner dans le renflement gastrique: « la fluidité des matières du cæcum, les mouvements violents et rapides du « réservoir les emporteraient infailliblement. *Ces œufs doivent être fixés* non- « seulement pour résister au courant intestinal, mais encore pour se

« maintenir dans un état favorable à leur développement; ils ne jouissent « pas, comme ceux des ascarides et des trichocéphales, de la faculté « d'éclore en rentrant dans le tube digestif après avoir passé plusieurs « mois hors de l'économie; ***enfin ils ont besoin, pour subir l'incubation, d'être « déposés dans un véritable nid.*** C'est, en effet, ce qui se passe. Dès que « la ponte est achevée, on voit le tissu de la membrane muqueuse du cœcum « parsemé de corpuscules blancs, qui sont les œufs du sclérostome. » (*Recueil de médecine vétérinaire*, 1864, p. 690.)

Il était impossible de mieux exposer et de grouper avec plus d'art toutes les circonstances qui devaient contraindre la nature, sous peine d'inconséquence, à donner aux sclérostomes la faculté de pondre d'une autre manière que la généralité des helminthes, pour ne pas répandre leurs œufs à la surface de la muqueuse ou au milieu des matières intestinales. Malheureusement cette élégante dissertation, à laquelle l'auteur paraît se complaire, est démentie par les faits. ***Les sclérostomes pondent comme la généralité des autres helminthes, en répandant leurs œufs à la surface de la muqueuse et dans les matières intestinales.*** Il suffit, pour s'en convaincre, d'examiner, comme je l'ai fait un bien grand nombre de fois, ces matières recueillies dans le cœcum et dans les diverses régions du côlon. Pour peu que l'on y mette assez d'attention et de patience, on ne tarde pas à découvrir, dans la plupart des cas, notamment au milieu de l'été, des œufs de sclérostomes parfaitement reconnaissables à leurs formes et à leurs dimensions. J'ajouterai même qu'il est infiniment rare d'en voir dont le vitellus ne soit pas entièrement segmenté, et qu'en général dans ceux que l'on trouve dans les crottins du côlon flottant, le vitellus est à une période de développement plus avancée encore. Il en est absolument de même de ceux que l'on rencontre dans les crottins récemment expulsés par un animal vivant. Ces œufs, chez les chevaux dont l'intestin est habité par une certaine quantité de sclérostomes, ne sont pas en petit nombre, comme cela arriverait certainement si la plupart de ceux qui sont pondus étaient déposés dans la muqueuse, et si quelques-uns d'entre eux seulement, échappant aux manœuvres de la femelle, étaient entraînés par les matières intestinales. La première fois que j'ai eu occasion d'en recueillir, au mois d'août 1862, j'ai pu dans l'espace de deux ou trois heures en amasser jusqu'à quarante-deux dans un fragment de crottin de la grosseur d'une noix tiré des excréments d'un jeune cheval de quatre ans et demi. Depuis lors, j'ai fait plusieurs fois de semblables recherches à la campagne sur des chevaux employés aux travaux des champs, et, à Toulouse, sur les chevaux destinés aux dissections ou mis en pension dans les hôpitaux de l'Ecole. Il m'est bien rarement arrivé d'avoir à chercher longtemps pour trouver ceux de ces œufs dont j'avais besoin pour mes études. Il est donc évident, d'après cela, que les sclérostomes, comme la plupart des autres helminthes, répandent leurs œufs autour d'eux, dans l'intestin, et que, par conséquent, *M. Colin a commis une erreur lorsqu'il a dit que ces vers ne devaient point répandre leurs œufs à la surface de la muqueuse ou au milieu des matières intestinales, et qu'il a cherché à prouver que, dans les vues de la nature, il ne pouvait pas en être autrement.*

Après avoir essayé d'établir que les œufs des sclérostomes doivent être déposés dans l'épaisseur de la muqueuse, après avoir dit qu'il n'est pas impossible qu'ils soient portés dans cette membrane par les orifices libres des glandules, ou à la faveur *des piqûres que le ver fait avec sa bouche*, M. Colin étudie les modifications que les œufs des sclérostomes subissent dans les nids où ils sont déposés. Suivant lui, le vitellus ne commence à se segmenter que lorsque l'œuf est porté dans l'épaisseur de la muqueuse, *et cela implique nécessairement que celui-ci a dû être pondu avant toute segmentation*. Il me paraît y avoir là une nouvelle erreur. Lorque l'on ouvre des femelles de sclérostomes au moment où la ponte va avoir lieu, c'est-à-dire au moment où leurs utérus sont gorgés d'œufs, on trouve toujours que ceux-ci sont tous ou presque tous dans un tel état que leur vitellus est complétement segmenté et a revêtu un aspect muriforme. Ce caractère remarquable, que j'ai signalé dans mon mémoire, est général dans tous les vers de la tribu des sclérostomiens, et il serait extraordinaire qu'on ne le rencontrât pas chez les sclérostomes du cheval. Si M. Colin, qui traite avec un dédain superbe les études que j'ai faites sur les caractères des vers, que j'ai, suivant ses expressions, « considérés un peu comme de simples objets d'histoire naturelle conservés « dans des tubes et dans des bocaux, » s'était donné la peine d'ouvrir une seule femelle de sclérostome, il ne serait pas tombé dans l'erreur qu'il a commise en disant que les œufs ne se segmentent qu'après la ponte, car il aurait vu, comme je viens de le dire, qu'on les rencontre tout segmentés dans les utérus des femelles. Peut-être même, en évitant de commettre cette erreur, se serait il préservé de tomber dans celles qu'il me reste à signaler.

Suivant M. Colin, les œufs des sclérostomes « *ont besoin pour subir l'in-« cubation, d'être déposés chacun dans un véritable nid.* » (*Recueil de médecine vétérinaire*, 1864, p. 690.)......... « *Ils n'éprouvent d'incubation qu'au-« tant qu'ils sont déposés dans le tissu de la muqueuse. Les œufs pondus et « entraînés au dehors n'y éclosent point.* » (*Loc. cit.*, p. 699.) C'est là encore une erreur, car, tout au contraire, les œufs qui sont entraînés au dehors avec les matières fécales éclosent parfaitement, ainsi que je l'ai démontré, soit lorsqu'on les conserve dans l'eau, soit encore quand on les laisse dans les crottins ou qu'on les dépose dans de la terre ou du terreau légèrement humide. Notez bien, Messieurs, que je pourrais compter par milliers les œufs que j'ai vus éclore de cette manière, et qu'en supposant même qu'une partie des œufs des sclérostomes pussent éclore dans l'épaisseur de la muqueuse, comme le dit M. Colin, *cela n'empêcherait pas de subsister l'erreur qu'il a commise en disant que* « LES ŒUFS PONDUS ET ENTRAINÉS AU DEHORS N'Y « ÉCLOSENT POINT. » *Il y a là un fait matériel qu'il ne peut nier, et contre lequel aucun de ses arguments ne saurait prévaloir.*

Enfin il existe encore, dans le travail de M. Colin, une dernière erreur qui est d'autant plus grave qu'il me semble que notre savant collègue aurait dû en être préservé par l'étendue de ses connaissances physiologiques. Je veux parler de cette assertion, que *les sclérostomes du cheval sont des vers qui ne peuvent accomplir que des migrations intérieures*. Les faits donnent un démenti formel à cette assertion. Il résulte, en effet, des nombreuses études que j'ai faites sur ce sujet intéressant, que les œufs des sclérostomes entraînés par les matières fécales éclosent très-bien quelques jours après leur sortie de l'intestin. Les jeunes vers qui sortent de ces œufs vivent et se développent dans le crottin, dans la terre humide, dans le terreau, et subissent même une ou plusieurs mues pendant cette partie de leur existence qui s'accomplit en dehors du corps des animaux supérieurs. Il m'est arrivé bien souvent d'en conserver vivants pendant plusieurs mois, et d'en retrouver de parfaitement caractérisés dans le fumier ordinaire, et jusque dans le terreau préparé avec du fumier de cheval, dont on se sert à l'École d'Alfort pour la culture maraîchère. Il est évident que la nature n'aurait pas permis à ces vers de naître et de se développer en dehors de l'économie, s'ils n'avaient pas dû, plus tard, être portés de nouveau dans le sein des organes avec les aliments et les boissons. C'est là, en effet, ce qui leur arrive, et quelques expériences que je me propose de rapporter plus tard quand j'aurai complété la série de mes études sur ce sujet, m'autorisent à avancer que ce sont eux qui viennent s'enkyster dans l'épaisseur de la muqueuse du cœcum, ou qui vont vivre dans le pancréas ou dans l'artère mésentérique. *C'est assez dire que M. Colin s'est mépris quand il a dit que les sclérostomes ne pouvaient éprouver que des migrations intérieures, et que par conséquent, sur ce point encore, il a commis une erreur.*

Telles sont, à mon avis, les erreurs dont se trouve entaché le mémoire de M. Colin sur les sclérostomes du cheval. Remarquez bien, Messieurs, que ce ne sont pas là des erreurs sans importance, comme celle qui consiste à ne pas préciser dans lequel des deux sacs de l'estomac se rencontrent les tumeurs habitées par les spiroptères. Elles sont, au contraire, extrêmement graves par les conséquences auxquelles elles conduiraient si on les acceptait sans examen, car elles n'iraient à rien moins qu'à faire admettre que les sclérostomes du cheval se reproduisent par voie de génération spontanée, ou tout au moins par transmission directe des germes de ces helminthes des ascendants à leurs descendants. Avec la théorie de M. Colin, il faudrait nécessairement admettre l'une ou l'autre de ces hypothèses si généralement repoussées aujourd'hui par les helminthologistes les plus éminents, et si peu en rapport avec l'abondance des œufs que produisent ces êtres inférieurs. Du moment que les œufs des sclérostomes sont impropres à éclore en dehors de l'économie, qu'ils ne peuvent pas éclore non plus lorsqu'ils reviennent dans les organes avec les aliments et les boissons, et que les vers tout formés ne sont aptes à éprouver que des migrations intérieures, il ne doit pas exister dans le monde extérieur un seul germe de ces helminthes susceptible de se développer. Il faut donc que les chevaux et les autres solipèdes, qui, tous ou presque tous dans nos contrées, ont des sclérostomes dans l'intestin, apportent en naissant les germes de ces vers, ou les laissent se développer dans l'intérieur de leurs organes par une véritable génération spontanée. *Émettre une semblable proposition, c'est démontrer l'absurdité des conséquences auxquelles il faudrait arriver en acceptant comme vraies les opinions de M. Colin, et c'est faire voir en même temps que je ne me suis pas trompé quand j'ai dit en commençant que M. Colin est tombé au sujet des sclérostomes dans de graves erreurs.*

Bien que M. Colin se soit donné, au commencement de sa critique, la satisfaction de m'attaquer au sujet des strongles filaires dans des termes qui dépassent les limites marquées par les plus vulgaires convenances, il revient encore, dans un nouveau paragraphe, sur ces helminthes, et s'exprime ainsi: « L'auteur dit : « qu'en général, quand ils sont peu nombreux, ils se trou- « vent accumulés aux extrémités profondes des divisions bronchiques. » Cela « est insuffisant. D'après mes observations, dans les cas où ces strongles sont « rares, on les trouve au sein de tumeurs d'aspect tuberculeux. C'est dans « ces tumeurs qu'ils se tiennent fort longtemps avant de faire irruption dans « l'intérieur des bronches. » Je ne conteste pas ce que M. Colin avance, et comme je n'ai pas dit le contraire, je me demande quelle est l'erreur qu'il a la prétention de *souligner*. Toutefois je maintiens que les strongles filaires quittent les tumeurs dans lesquelles ils se sont développés pour venir acquérir des organes génitaux et s'accoupler dans les bronches. J'ai, d'ailleurs, suffisamment parlé, dans l'article Helminthes, des tumeurs dans lesquelles ces vers vivent enkystés pour être en droit de trouver extraordinaire que M. Colin ait rédigé sa critique de manière à faire supposer à ses lecteurs que j'ignorais l'existence des tumeurs dont il veut parler. Cela est d'autant moins facile à comprendre de sa part, que, dans la discussion que nous avons eue ensemble, en votre présence, au sujet des strongles filaires, il a été question de ces tumeurs, et que j'ai fait voir que je les avais vues et même signalées avant lui. (*Bulletin de la Société impériale et centrale de médecine vétérinaire*, année 1867, p. 195.)

A l'occasion du strongle des voies respiratoires du porc, M. Colin me reproche de ne l'avoir pas plus souvent trouvé. Il m'a déjà dit cela à propos de l'ascaride du bœuf, il me le dira encore quand il en viendra à parler des échinorrhynques et du *tænia expansa* Rud. Je répondrai une fois pour toutes quand il sera question de l'un ou de l'autre de ces deux vers.

Le paragraphe suivant, qui est relatif à une espèce du genre strongle, que l'on rencontre dans le cœur et dans les gros vaisseaux du chien, est l'un des plus sérieux auxquels j'aie à repondre. Voici comment s'exprime M. Colin : « *Strongle des vaisseaux et du cœur du chien* (Nobis) : l'auteur dit qu'il « pourrait se faire que cet helminthe fût décrit, et qu'il n'a pu consulter à « son égard les helminthologues (*sic*) (1) allemands. Comment se fait-il qu'il « cite Diesing à toutes les pages? Serait-ce des citations de citations? Le « *Systema helminthum* me paraît nommer et décrire ce ver. Je mets donc un « point de doute à la suite du « Nobis. »

J'ai d'abord à faire, au sujet de ce paragraphe, une observation qui, pour n'avoir pas une bien grande importance, n'en est pas moins utile à formuler. Que M. Colin, quand il parle des helminthes, préfère aux noms scientifiques des noms vulgaires plus ou moins exacts, au risque de n'être pas toujours compris, je ne m'y oppose pas. Mais qu'il cherche à me faire partager la responsabilité d'un semblable système de nomenclature, en faisant supposer que je suis assez ignorant pour placer un *nobis* à la suite d'un nom français composé de huit mots, alors que les règles de la nomenclature linéenne n'en admettent jamais que deux appartenant à la langue latine, cela s'appelle abuser du droit qu'il s'est arrogé de défigurer ce que j'ai écrit. Mais je n'insiste pas sur ce point. J'ai hâte d'arriver au reproche que renferme le passage que j'ai cité.

Il est évident, pour moi, que M. Colin n'a écrit ce paragraphe que pour avoir occasion d'y introduire cette insinuation malveillante que j'ai pu rédiger l'article HELMINTHES, sans avoir consulté le *Systema helminthum*, de Diésing, qui est l'un des ouvrages les plus importants qui aient été écrits sur la matière. Pour amener cette insinuation, M. Colin n'a pas craint de s'appuyer sur ce que je me contenterai d'appeler *deux allégations contraires à la vérité*. D'une part, il a altéré le texte de ce que j'ai écrit; de l'autre, il a supposé qu'il existe dans l'ouvrage de Diésing une diagnose qui ne s'y trouve pas.

Le *strongylus vasorum* (Nobis), car c'est là le nom sous lequel j'ai désigné le ver dont il est ici question, a été pour moi l'objet d'études particulières. En 1854, au début de mes études sur les vers, j'ai cru, mais à tort, pouvoir le rapporter au *Dochmius trigonocephalus* (Duj.). Plus tard, en 1862, je l'ai distingué de ce dernier ver, mais je n'ai point encore osé lui donner un nom particulier. (*Journal des vétérinaires du Midi*, 1862, p. 49.) Enfin, en 1866, dans l'article HELMINTHES, après avoir, quoi qu'en dise M. Colin, consulté l'ouvrage de M. Diésing, je l'ai nommé *strongylus vasorum*, et j'ai ajouté,

(1) J'ai écrit *helminthologistes*.

suivant l'usage, le *nobis* qui provoque, à un si haut point, la colère de mon contradicteur. Pour établir que j'ai eu tort d'agir ainsi, il faudrait démontrer que le ver des vaisseaux et du cœur du chien, dont j'ai donné la diagnose, avait déjà été décrit sous le même nom ou sous un autre nom dans le *Systema helminthum*, de Diésing. Bien que j'eusse déjà fait de sérieuses recherches à cet égard, M. Colin est si affirmatif, dans sa critique, que j'ai craint un moment de m'être trompé, et que j'ai de nouveau revu avec soin l'important ouvrage du savant allemand. J'ai d'abord relu, avec la plus grande attention, les diagnoses de tous les vers que Diésing a placés dans le genre *strongylus*, car le ver que j'ai décrit est bien un strongle, et c'est très-certainement dans ce genre que Diésing l'aurait placé s'il l'avait connu. Eh bien! Diésing, dans le tome II du *Systema helminthum*, signale, de la page 307 à la page 321, trente-six espèces du genre *strongylus*. Aucune d'elles ne porte le nom de *strongylus vasorum*, aucune d'elles n'offre les caractères spécifiques du ver que j'ai décrit sous ce nom, aucune d'elles enfin n'est indiquée par le savant helminthologiste comme vivant dans le cœur et dans les veines pulmonaires du chien. Aux yeux du plus grand nombre des naturalistes, cela suffirait pour me justifier d'avoir créé le nom de *strongylus vasorum* pour un ver qui est bien du genre strongle et qui, jusqu'à présent, ne paraît pas avoir été nommé, ni classé dans les espèces de ce genre. Mais j'ai voulu aller plus loin, et voir si ce nématoïde n'aurait pas été décrit par Diésing sous un autre nom. A la fin du deuxième volume du *Systema helminthum*, l'auteur a placé, sous le nom de *Index systematicus animalium in quibus helmintha parasitica hactenus sunt reperta, adjectis simul eorum sedibus*, un tableau dans lequel sont indiqués les vers qui vivent chez chacune des espèces du règne animal. Non-seulement, dans ce tableau, on peut voir que le *strongylus vasorum*, ni aucune autre espèce analogue, n'est signalé chez le chien, mais encore on peut reconnaître que Diésing n'a pas indiqué un seul ver qui pût vivre en parasite dans les vaisseaux ou dans le cœur de ce carnassier. Enfin, j'ai cherché encore dans une autre série de tableaux que Diésing a mis à la fin de son livre sous le nom de *Topologia, sive organorum in quibus helmintha parasitica occurrunt, conspectus*, et je n'ai point trouvé non plus de ver qui fût indiqué comme vivant dans les vaisseaux et dans le cœur du chien, bien que cependant j'eusse relevé, avec soin, les noms et même les caractères des espèces que le savant auteur a signalées comme existant dans les organes de la circulation des mammifères. *Je suis donc autorisé à déclarer que M. Colin a formulé une assertion contraire à la vérité, quand il a dit que Diésing lui paraissait avoir nommé et décrit le ver que j'ai appelé strongylus vasorum.*

Mais, comme je l'ai dit plus haut, M. Colin, pour appuyer son insinuation malveillante, ne s'est pas borné à supposer dans le *Systema helminthum* l'existence d'un passage qui ne s'y trouve point, il est allé plus loin encore.

et il n'a pas reculé devant la nécessité dans laquelle il a été d'altérer le texte de ce que j'ai écrit. J'ai dit dans l'article HELMINTHES, en parlant du ver des vaisseaux et du cœur du chien : « Toutefois, c'est avec beaucoup d'hésitation « que nous nous hasardons à lui donner un nom spécifique, car il nous a été « impossible de consulter DES TRAVAUX TRÈS-RÉCENTS des helminthologistes « allemands dans lesquels il pourrait se faire que cet helminthe fût décrit. » (*Dictionnaire*, t. VIII. p. 588.) M. Colin a rédigé le passage où il résume ces quelques lignes de telle sorte, qu'il résulte de son texte que j'avoue n'avoir point consulté les helminthologues (*sic*) allemands. Mais il a bien soin de ne pas faire remarquer que, dans le passage QU'IL SEMBLE CITER, j'ai parlé seulement DES TRAVAUX TRÈS-RÉCENTS des helminthologistes de l'Allemagne. Il vous sera facile de comprendre, Messieurs, que ce n'est pas sans raison que cette suppression a été faite. Le *Systema helminthum* a été publié en deux volumes qui ont paru, le premier en 1850 et le second en 1851. Ce n'est pas là un ouvrage que l'on puisse qualifier de TRÈS-RÉCENT lorsque l'on écrit en 1866. Si M. Colin avait conservé au passage QU'IL A FEINT DE CITER le sens que je lui ai donné par l'emploi de ces expressions TRAVAUX TRÈS-RÉCENTS, il ne lui aurait plus été possible d'appuyer son assertion sur quelque chose ressemblant à un aveu de ma part, et son insinuation méchante serait tombée d'elle-même. Vous pouvez juger par là de la valeur du reproche qui m'est fait par M. Colin au sujet du strongle des vaisseaux et du cœur du chien. Pour moi, ce n'est pas sans éprouver une certaine tristesse que je vois mon contradicteur recourir à de semblables moyens pour essayer de dénigrer mes travaux. J'aurais voulu pouvoir effacer ce passage de sa critique pour n'être pas obligé d'y répondre, tant j'ai besoin, pour me justifier à mes yeux de ce que je suis forcé de dire dans cette discussion, de me souvenir à chaque instant que c'est M. Colin lui-même qui m'a appelé sur ce terrain.

Quoi qu'il en soit, je persisterai, Messieurs, en dépit de l'observation de M Colin, à ajouter au nom du *strongylus vasorum* le *Nobis* que j'y ai mis en 1866 ; car il n'est pas vrai que Diésing ait nommé et décrit ce ver dans le *Systema helminthum*, pas plus qu'il ne l'a décrit et nommé dans les différents travaux sur les helminthes qu'il a publiés dans les *Mémoires de l'Académie de Vienne*, de 1850 à 1858, époque qui paraît être celle de son dernier travail sur cette matière, les volumes des *Mémoires de l'Académie de Vienne* postérieurs à 1858 ne renfermant de lui aucun travail. J'ajouterai, d'ailleurs, pour édifier M. Colin sur le sens du passage qu'il a si bien défiguré dans l'intérêt de son argumentation, que j'y fais allusion surtout à un travail de Leuckart que l'on m'a dit, d'une manière assez vague, avoir été publié en allemand en 1865, mais sur lequel je n'ai pu avoir de renseignements positifs. M. Colin doit savoir mieux que personne combien il est dangereux de ne pas faire quelque réserve en pareille circonstance. Je n'en veux pas d'autre preuve que ce qui lui arrive avec M. Ercolani au sujet des strongles filaires, et ce qui pourrait lui arriver avec M. Leuckart au sujet des migrations et des métamorphoses des pentastomes, si cet éminent zoologiste, à son tour, réclamait ce qui lui appartient dans les découvertes faites depuis quelques années sur ces singuliers articulés.

Si je ne m'étais imposé la tâche de prendre une à une toutes les attaques de M. Colin, et de répondre successivement à chacune d'elles, je ne m'arrêterais point à l'observation qu'il fait à propos du trichocéphale voisin, car bien qu'il ait demandé *la permission de souligner mes erreurs*, il s'attache encore ici à une assertion qui n'a rien d'erroné. En effet, me suis-je trompé quand j'ai dit que le trichocéphale voisin habite le gros intestin des ruminants? N'est-ce donc pas là qu'on le rencontre? Serait-il vrai qu'on ne l'y trouve jamais? Est-ce qu'ordinairement il vit ailleurs? Mais M. Colin lui-même affirme qu'on l'y trouve. C'est donc uniquement pour dénigrer encore qu'il me fait un crime de n'avoir pas précisé le point du côlon où s'arrêtent ordinairement les vers de cette espèce. De semblables observations ne dénotent que de la malveillance ; elles ne sont en rien dictées par l'amour de la science.

Je ne m'arrêterai point aux trichines. M. Colin promet de me donner prochainement une leçon au sujet de ces vers. J'attendrai pour lui répondre que ses accusations soient formulées. D'ailleurs, en dépit de sa promesse de n'en pas parler maintenant, M. Colin y reviendra quelques lignes plus loin, et je ferai voir alors quelle est la valeur de ses observations.

L'échinorrhynque géant donne occasion à M. Colin de revenir encore sur ce singulier reproche de n'avoir point trouvé certains vers, ou de ne les avoir trouvés que rarement, alors que pour lui ils se sont montrés communs. Si l'attaque se bornait à cela, je me contenterais de répondre à M. Colin que tout le monde n'est pas également favorisé dans la recherche des objets qui sont du domaine de l'histoire naturelle. Telle espèce en zoologie aussi bien qu'en botanique est quelquefois fort rare pendant de longues années dans une localité pour devenir ensuite très-commune, et se conserver à cet état indéfiniment, ou disparaître dans un temps plus ou moins court. Le surmulot, aujourd'hui très-répandu à Paris et dans presque toute la France, y était à peu près inconnu dans la première moitié du XVIIIe siècle. Il a presque fait disparaître, au contraire, une espèce autrefois commune, et dont on ne trouve plus aujourd'hui que de rares représentants. Le criquet voyageur et le criquet pèlerin, très-rares en Algérie dans les circonstances ordinaires, s'y montrent quelquefois par bandes tellement nombreuses que leur passage est un fléau. A Toulouse, comme dans les autres parties du bassin de la Garonne, le *raphanus landra* Moretti, le *crepis setosa* Hall, et bien d'autres plantes étaient inconnus au commencement de ce siècle. On les trouve maintenant abondamment, l'une dans les prairies naturelles qu'elle infeste, l'autre dans les luzernières. Enfin, dans le vallon de l'Hers, où M. Colin a herborisé, j'ai vu pendant plusieurs années le *phalaris paradoxa*, L., tellement répandu que je ne faisais pas avec les élèves une seule excursion sur les bords de cette petite rivière, sans qu'ils revinssent tous avec plusieurs échantillons de cette plante. Elle a depuis lors à peu près disparu, de telle sorte qu'on serait autorisé à ne point la conserver dans les flores nouvelles de cette région, où les anciens botanistes ne l'avaient jamais signalée. Faire à un naturaliste le reproche de n'avoir point rencontré une espèce qu'on a soi-même trouvée abondamment, ce n'est point employer contre lui un argument sérieux, surtout lorsqu'il s'agit de vers parasites, qui peuvent manquer dans un très-grand nombre d'individus, et se montrer accidentellement fort abondants chez tous les sujets d'un même convoi, ayant vécu pendant quelque temps dans des conditions particulières. Nous verrons, d'ailleurs, dans un instant qu'il me serait facile, à propos de certaines espèces, de retourner contre M. Colin le reproche qu'il m'adresse.

Je n'aurais donc pas à me préoccuper beaucoup de cette partie de la critique de mon honorable collègue, si, suivant son habitude, il ne l'avait accompagnée encore d'une insinuation malveillante formulée de diverses manières à propos de l'ascaride du bœuf, du *strongylus paradoxus* Mehl., de l'échinorrhynque géant, et du *tænia expansa* Rud. D'après M. Colin, si je n'ai pas trouvé ces espèces plus fréquemment, c'est que je ne les ai point cherchées dans les abattoirs. Je n'hésite pas à lui dire que cette assertion est inexacte. J'ai fait à Toulouse des recherches dans les abattoirs ; j'y suis allé aussi souvent que je l'ai pu sans nuire aux fonctions que j'avais à remplir à l'École. J'ajouterai qu'en supposant que je n'y fusse pas allé pour mon instruction, j'aurais été forcé de m'y rendre en raison des missions qui, pendant plusieurs années, m'ont été confiées par l'administration du département et par le conseil d'hygiène. Je dirai même que quelques bouchers ou charcutiers qui me connaissaient, précisément en raison des rapports que j'avais eus avec eux dans les abattoirs, m'ont, à diverses reprises, envoyé des vers, parce qu'ils m'avaient vu en chercher. Jamais l'échinorrhynque géant ni l'ascaride du bœuf ne se sont trouvés dans ces envois. J'ai eu, au contraire, par ce moyen, quelques *tænia expansa* Rud., quelques *tænia denticulata* Rud., des cœnures, des cysticerques, des ascarides du porc, etc.

Rien ne saurait mieux faire voir le mauvais esprit avec lequel a été rédigée la critique de M. Colin, que la lecture de ces quelques mots par lesquels il apprécie, à sa manière, ce que j'ai dit des trématodes : « *Distomes*. L'auteur les « décrit d'après les helminthologues (*sic*). Il a réussi à faire éclore des œufs « dans l'eau, où d'ailleurs ils ont l'habitude d'éclore. » L'histoire naturelle générale des trématodes, dont les naturalistes les plus éminents se sont occupés, est assez bien connue. Je me suis efforcé de résumer les connaissances acquises sur ce sujet par les belles recherches de Laurer, Blanchard, Van Bénéden, Siebold, Filipi, etc., etc., en prenant soin de rendre à chacun ce qui lui est dû. Cela n'implique pas cependant que je n'aie point cherché à voir moi-même les faits dont j'avais à parler, et je puis dire que, sur ce point, comme sur beaucoup d'autres, j'ai vérifié la plupart des assertions que j'ai reproduites. Mais si l'histoire naturelle générale des trématodes est assez bien connue, il y a encore bien des choses à découvrir en ce qui concerne l'histoire naturelle particulière de la plupart des espèces. Les trématodes parasites de nos animaux domestiques sont précisément du nombre de ceux qui sont les moins connus dans les particularités qui doivent accompagner leur reproduction et leur pénétration dans l'organisme. En variant les conditions dans lesquelles j'ai placé les œufs de la douve hépatique, l'une des espèces les plus communément répandues, j'ai réussi à les faire éclore et à étudier l'embryon infusiforme qui sort de ces œufs. M. Colin n'a pu découvrir dans tout cela aucune erreur, et comme, en définitive, il ne s'est pas assigné d'autre tâche que celle de *souligner mes erreurs*, il aurait pu passer entièrement sous silence tout le chapitre que j'ai consacré à l'étude des trématodes. Malheureusement, il lui en coûtait trop de ne pas déverser quelque peu de sa mauvaise humeur sur cette partie de mon article, et comme il n'avait rien à dire de précis, il a eu recours à une rédaction dont le sens est équivoque, afin de donner à penser à ses lecteurs que j'ai été assez ignorant et assez simple pour présenter comme nouveau et intéressant un fait sans importance et connu depuis longtemps. Vous apprécierez, Messieurs, la loyauté de cette critique qui, ne pouvant nier un fait, le rabaisse au niveau d'une banalité. Pour moi, sans exagérer en rien la valeur du peu que j'ai pu découvrir dans l'histoire encore à faire, d'ailleurs, du mode de reproduction de la douve hépatique, je ne puis laisser passer l'appréciation dédaigneuse de M. Colin sans lui dire qu'avant moi personne, que je sache, n'avait suivi l'incubation de l'œuf de ce parasite, que l'embryon en était encore inconnu, et qu'en signalant les caractères sous lesquels il se présente, j'ai appelé sur lui l'attention des zoologistes qui s'occupent des infusoires, auxquels il ressemble beaucoup. Ce sont là des résultats que M. Colin pourra considérer comme très-secondaires, mais si peu importants qu'ils lui paraissent, ils sont passés maintenant à l'état de faits acquis, et plus tard ils pourront servir de point de départ à d'autres recherches. Du reste, je suis persuadé que si M. Colin les avait découverts, il n'aurait pas pour eux un aussi superbe dédain.

Jusqu'à présent, Messieurs, mon critique s'est borné à m'attaquer, avec peu de raison comme vous l'avez vu, sur différents points de l'article HELMINTHES du *Dictionnaire*. Dans le paragraphe auquel je vais avoir à répondre, il va plus loin, et ne dédaigne pas de s'en prendre à la plupart de mes travaux antérieurs sur les vers, *dans lesquels il éprouvait sans doute aussi le besoin de souligner des erreurs*. Forcé de le suivre sur ce terrain, il me faudra, pour quelques instants encore, réclamer votre bienveillante attention.

Pendant les seize années que j'ai passées à Toulouse, j'ai consacré beaucoup de temps à l'étude des vers parasites des animaux domestiques, et j'ai fait, pour l'École à laquelle je m'honore d'avoir appartenu, une collection d'helminthes. M. Colin, qui a eu cette collection entre les mains, abuse, je ne crains pas de le dire, de cette circonstance pour essayer de faire concevoir à ses lecteurs des doutes sur mon aptitude à recueillir les vers dont je me suis occupé. « L'auteur les a beaucoup étudiés, dit-il en parlant des cestoïdes, et « j'ai pu voir les nombreux spécimens qu'il avait laissés dans les collections « du cabinet. Malheureusement ces tænias ressemblaient à ceux qu'on recueil- « lait du temps de Linnée ; la plupart étaient sans tête. » Il y a, en effet, dans les collections de l'École de Toulouse, beaucoup de tænias que j'ai recueillis dans mes recherches et dans mes expériences. Un certain nombre, et non pas la plupart d'entre eux, sont sans tête, je le reconnais encore. Mais je m'étonne que M. Colin, qui est si habile, n'ait pas vu que dans ces spécimens la tête est non pas déchirée, comme celle d'un cestoïde que l'on arrache sans précaution de la muqueuse à laquelle il est fixé par ses crochets, mais bien coupée nettement par un instrument tranchant. La raison en est simplement dans ce fait que ces vers sans tête sont ceux qui ont servi à mes études à l'époque où j'ai publié mes travaux sur la distinction de quelques espèces du genre *tænia*. Un peu de charité aurait amené mon honorable collègue à reconnaître que les choses ne se sont pas passées comme il le suppose, et les renseignements ne lui auraient certainement pas manqué pour lui éviter de voir tomber encore, devant les faits, une des insinuations malveillantes dont il a enrichi toutes les pages de sa critique.

La partie de l'article Helminthes que j'ai consacrée à l'étude des cestoïdes, ne donnant probablement pas à mon honorable critique un contingent suffisant d'*erreurs à souligner*, il s'attaque, comme je l'ai dit tout à l heure, à mes travaux antérieurs. Voici comment il s'exprime en parlant de moi à ce sujet : « Il a fait avaler, en dix ans, à divers animaux, des quantités prodigieuses « d'anneaux de tænias ou de cysticerques, et il a obtenu les résultats que « Kuchenmeister, Siebold, van Bénéden, Leuckart, Haubner, avaient mis en « lumière et même surabondamment prouvés. Il y aurait eu du mérite à rec- « tifier les erreurs de tant d'observateurs du premier ordre, s'ils en eussent « commises (*sic*); mais il me semble qu'il y en avait peu à constater qu'ils « étaient demeurés dans le vrai; d'ailleurs les résultats des recherches de « ces habiles naturalistes avaient reçu le contrôle et la sanction de l'Académie « des sciences. »

Ainsi que le dit M. Colin, j'ai fait sur les cestoïdes de nombreuses recherches, et j'en ai fait connaître les résultats dans divers mémoires qui ont paru avant l'article Helminthes du *Dictionnaire*. Dans ces travaux, j'ai été amené naturellement à parler des découvertes importantes qui venaient d'être faites sur le mode de reproduction des vers rubanaires. Tous ceux qui ont lu ce que j'ai écrit ont pu reconnaître que j'ai religieusement attribué aux savants naturalistes qu'a cités M. Colin le mérite de leurs découvertes, et que jamais je n'ai cherché à laisser supposer à mes lecteurs qu'il pût m'en revenir la moindre part. J'ai dit moi-même, à différentes reprises, que, sous ce rapport, mes travaux n'avaient fait que confirmer les faits qui avaient été mis en lumière par les habiles helminthologistes de la Belgique et de l'Allemagne. J'ajouterai cependant que, même en les envisageant uniquement à ce point de vue, ils n'ont pas été sans utilité pour la science. Il suffirait pour s'en convaincre de se reporter au temps où les meilleurs esprits doutaient encore des migrations et des métamorphoses surprenantes que l'on venait de signaler dans le mode de reproduction des cestoïdes, et demandaient, avant de se rendre, que les expériences fussent multipliées, et qu'elles fussent faites dans des conditions variées.

Mais il n'est pas exact de dire que mes travaux n'ont pas eu d'autres résultats que ceux indiqués par M. Colin. Si mon honorable critique s'était donné la peine de les lire, il aurait vu qu'ils avaient été entrepris dans le but d'étudier quelques points de l'histoire des vers qui, pour être secondaires, n'en ont pas moins une certaine importance. « Depuis que les remarquables travaux « des naturalistes de la Belgique et de l'Allemagne, disais je en 1859, ont « appelé l'attention du monde savant sur les migrations et les métamorphoses « des cestoïdes, des recherches multipliées, des expériences intéressantes ont « confirmé les premières découvertes que l'on avait faites, et personne au- « jourd'hui, parmi ceux qui ont étudié cette partie de la zoologie, ne doute « plus de la réalité des faits principaux sur lesquels reposent les nouvelles « théories. Mais si les lois générales qui président à l'accomplissement de ces « curieux phénomènes sont maintenant bien connues, il n'en est pas de même « d'une multitude de questions secondaires dont l'étude se relie à celle des « mœurs de chaque espèce en particulier, et dont la solution offre, à cause de « cela, le plus grand intérêt pour l'étiologie de quelques maladies vermi- « neuses. » (*Journal des vétérinaires du Midi*, 1859, p. 338.) C'est à la solution de quelques-unes de ces questions secondaires que je me suis attaché dans les divers mémoires que j'ai publiés sur les cestoïdes. Des hommes compétents ont bien voulu m'encourager dans cette voie en reconnaissant l'utilité des premiers résultats que j'avais obtenus. Puisque aujourd'hui, Messieurs, ces résultats sont niés devant vous, permettez moi de m'arrêter un instant sur les mémoires attaqués, et de faire voir qu'ils n'ont pas été jugés aussi inutiles que veut bien le dire M. Colin.

Dès que Kuchenmeister et van Benéden eurent publié les premiers résultats de leurs recherches sur les migrations et les métamorphoses des cestoïdes, la plupart des naturalistes s'efforcèrent de répéter leurs expériences. Un grand nombre d'entre eux n'obtinrent que des insuccès, et le doute se répandit aussitôt. C'est qu'à cette époque on n'avait point suffisamment distingué les espèces différentes de vers rubanaires qui vivent dans l'intestin des carnassiers, et que souvent, par exemple, au lieu de faire prendre aux ruminants des œufs du *tænia cœnurus* Kuch., on leur donnait des œufs du *tænia se rata* Gœze, avec l'intention de provoquer le développement du cœnure. J'ai signalé, l'un des premiers, dans un travail publié en 1856 dans le *Journal des vétérinaires du Midi*, la nécessité de distinguer par de bons caractères les cystiques et les tænias dont on se servait pour faire des expériences. Plus tard, j'ai repris cette question et, dans un mémoire qui a paru en 1858, j'ai démontré, tout à la fois par l'étude de caractères zoologiques auxquels personne ne s'était encore arrêté, et par des expériences multipliées, que le chien peut héberger dans son intestin diverses espèces du genre tænia qui sont distinctes bien qu'elles soient très-voisines, et que chacune d'elles correspond à un ver hydatique particulier. Ce travail a été immédiatement reproduit par les *Annales des sciences naturelles* que publient MM. Milne-Edwards, Brongniart et Decaisne, c'est-à-dire dans un recueil périodique que M van Bénéden a appelé quelque part le premier des journaux d'histoire naturelle de l'Europe. Depuis lors les caractères que j'ai indiqués ont été adoptés par les zoologistes, et il y a trois ans M. Léon Vaillant les a invoqués dans un mémoire où il s'agissait d'établir que des cestoïdes trouvés chez des animaux transportés de l'Afrique en Europe, étaient de même espèce que ceux que l'on trouve chez leurs congénères dans nos contrées. (*Compte-rendu des séances de la Société de biologie*, juin, 1865, p. 91.) M. van Bénéden, dont M. Colin ne niera pas la compétence, a combattu, par des passages tirés de mon mémoire, les objections que M. Pouchet lui faisait au sujet des migrations et des métamorphoses des cestoïdes. Enfin, plus récemment encore, un naturaliste danois, M. Krabbe, professeur à l'École vétérinaire de Copenhague, a cité mes travaux sur la détermination des espèces du genre *tænia*, dans un mémoire dont M. Blanchard a communiqué quelques extraits à l'Académie des sciences, et a insisté sur l'importance des caractères spécifiques que mes recherches ont fait connaître. Si ce travail avait eu aussi peu de valeur que voudrait le faire croire M. Colin, il n'est pas probable qu'on lui aurait fait dans le monde savant l'accueil qu'il a reçu.

En 1857, j'avais eu occasion d'étudier des cœnures du bœuf qu'un propriétaire du Jura avait envoyés à M. Prince. Dès cette époque j'avais émis l'opinion que le cœnure des bêtes bovines paraissait être de même espèce que celui du mouton. Il pouvait être utile de le démontrer. J'entrepris à ce sujet des recherches et des expériences qui me convainquirent que les cystiques du crâne des ruminants (bœuf, chèvre, mouton, gazelle) étaient tous de même espèce, et représentaient celle des formes de vers rubanaires que M. Kuchenmeister avait nommée *tænia cœnurus*. Cette démonstration, avec les expériences à l'appui, fut consignée dans un mémoire qui parut en 1859, dans le *Journal des vétérinaires du Midi*, et qui fut également reproduit par les *Annales des sciences naturelles*, et par les *Annales de médecine vétérinaire de Belgique.*

Deux ans plus tard, en 1861, j'étudiai, dans un nouveau mémoire inséré dans le *Journal des vétérinaires du Midi*, les migrations du *tænia cysticerci tenuicollis*, que les helminthologistes s'accordent à rapporter maintenant au *tænia marginata* Rud. Je crois avoir été le premier à décrire la maladie et les lésions que déterminent les proscolex de ce ver, lorsqu'en grand nombre ils traversent le foie. Ce travail fut encore jugé assez important pour être inséré en entier dans les *Annales des sciences naturelles*. En 1863, je l'ai complété en publiant dans les *Mémoires de la Société de médecine, chirurgie et pharmacie de Toulouse*, un mémoire dans lequel j'ai démontré, par l'étude des caractères zoologiques, comme par des expériences, que les cysticerques du péritoine et des plèvres des ruminants sont de même espèce chez la chèvre et le mouton, et correspondent à un seul tænia.

Enfin, en 1863, j'ai repris des études que j'avais commencées en 1856, sur un cystique polycéphale qui vit dans le tissu cellulaire du lapin sauvage ou domestique. Ce ver, trouvé pour la première fois par M. Ém. Rousseau, dans le canal rachidien du lapin, avait été considéré par M. P. Gervais comme une espèce particulière de cœnure, et avait reçu de lui le nom de *cœnurus serialis.* Diésing, au contraire, ne voyait en lui qu'un cœnure cérébral. Dans un travail que j'ai publié en 1863, dans les *Mémoires de l'Académie impériale des sciences, inscriptions et belles-lettres de Toulouse*, j'ai fait voir, toujours par l'étude des caractères zoologiques et par des expériences, que le *cœnurus serialis* appartient bien à une espèce distincte du *cœnurus cerebralis* Rud., et qu'il est le scolex d'un tænia particulier que l'on trouve de temps à autre dans l'intestin du chien domestique, et dont j'ai étudié les migrations et les métamorphoses. Nulle étude n'avait encore été faite sur ce ver, que j'ai dû considérer comme une espèce nouvelle, et que j'ai nommé *tænia serialis.*

Tel a été, Messieurs, l'objet principal de chacun des mémoires que j'ai publiés sur les cestoïdes, et que M. Colin essaie de reléguer, en quelques mots, au rang des travaux inutiles. En poursuivant ces études, il m'a été permis de faire des observations incidentes qui ont ajouté d'autres faits à ceux que l'on possédait déjà sur les cestoïdes. C'est ainsi, par exemple, que j'ai suivi les cystiques et quelques-uns des vers rubanaires de nos animaux domestiques dans leur développement, dans leurs migrations et dans leurs métamorphoses, et que j'ai signalé, tout à la fois au double point de vue de la zoologie et de la pathologie vétérinaire, les désordres qu'ils produisent dans l'économie, et les lésions qu'ils laissent dans les organes. Ailleurs, j'ai établi, par des expériences, que les cystiques ne meurent pas, comme on l'avait dit, peu de temps après la mort des hôtes qui les hébergent, et qu'ils peuvent se conserver vivants à l'air libre pendant plus de huit jours. Enfin, dans le cours de ces mêmes études, j'ai distingué et caractérisé trois espèces nouvelles du genre *tænia,* qui vivent chez les carnassiers, et dont personne avant moi n'avait parlé.

Il n'est donc pas exact de dire, comme M. Colin, que mes travaux n'ont pas eu d'autre résultat que celui de confirmer des faits qui avaient été déjà surabondamment démontrés. Certes, je ne m'abuse pas assez sur leur valeur pour les comparer aux travaux hors ligne après lesquels ils sont venus ; mais, quoi qu'en puisse dire mon impitoyable critique, je ne pense pas qu'ils aient été tout à fait inutiles. Je n'en veux pas d'autre preuve que l'accueil qui leur a été fait. Déjà j'ai rappelé que plusieurs d'entre eux avaient été reproduits dans les meilleurs journaux scientifiques, et que des zoologistes du premier ordre les avaient cités d'une manière flatteuse. A ces témoignages, déjà si précieux pour moi, je puis en ajouter d'autres encore. M. Flourens, que M. Colin, dont je partage ici le sentiment, aime à placer au premier rang parmi ceux qui font autorité dans la science, a dit de l'un de mes écrits sur les cestoïdes (*Nouvelles expériences sur le cysticercus tenuicollis des ruminants*) : « La lecture de ce travail ne peut manquer d'offrir de l'intérêt aux « personnes qui s'occupent de la question des entozoaires, puisqu'elle aide à « comprendre les divergences apparentes des résultats obtenus par divers « expérimentateurs. » (*Comptes-rendus* des séances de l'Académie des sciences, année 1862, 2e semestre, p. 643.) M. Milne-Edwards, qui, en 1863, a cité avec éloge et d'une manière générale mes recherches sur les vers, dans son rapport sur les travaux des Sociétés savantes, me cite encore plusieurs fois dans ses *Leçons sur la physiologie et l'anatomie comparée de l'homme et des animaux*, qui sont maintenant en cours de publication, et va même jusqu'à renvoyer ses lecteurs précisément à ces mémoires sur les cestoïdes, auxquels M. Colin ne veut accorder aucune espèce de valeur. En outre, dans le *Rapport*, qui a paru depuis quelques mois à peine, *sur les progrès des sciences zoologiques*, l'éminent professeur du Muséum veut bien encore revenir sur mes travaux, et je ne saurais mieux faire, pour détruire la fâcheuse impression que M. Colin a essayé de produire sur vous, que de citer quelques lignes de ce remarquable rapport : « Il importait donc, dit M. Milne-Edwards, de bien dé- « terminer quelles sont les espèces de tænias ou vers rubanés qui, à l'état de « larves, sont des cœnures aptes à infecter de la sorte l'organisme du mouton, « ou bien des cysticerques de la nature de ces vers vésiculaires dont dépend « la maladie des bêtes porcines appelée *ladrerie*. Un des jeunes professeurs « attachés à nos Écoles vétérinaires, M. Baillet, a fait sur ce sujet une longue « série de recherches expérimentales qui méritent d'être citées avec éloge, « car les résultats qu'elles ont fournis contribuèrent à fixer les idées des na- « turalistes touchant la filiation de ces singuliers animaux.

« Quelques helminthologistes avaient pensé que le milieu dans lequel se

« développaient les vers vésiculaires provenant des œufs d'un même tænia « exerçait une grande influence sur la nature intime de ces parasites et les « déterminait à revêtir tantôt les caractères propres aux cysticerques, tantôt « ceux qui appartiennent aux cœnures. Mais les recherches de M. Baillet, « ainsi que celles de M. Leuckart, tendent à prouver que cette opinion re- « pose sur la confusion de deux espèces du genre *tænia*, qui vivent l'une et « l'autre dans l'intestin du chien, et qui sont très-difficiles à distinguer quand « leurs métamorphoses sont achevées, mais qui diffèrent beaucoup entre elles « dans le jeune âge, puisque l'une serait alors un cœnure, l'autre un cysti- « cerque. » (*Rapport sur les progrès récents des sciences zoologiques en France*, p. 43.)

Mes travaux sur les vers ont encore pour eux l'appréciation favorable de M. Blanchard, que ses ouvrages sur les helminthes signalent comme un juge compétent au plus haut degré en pareille matière, et qui a bien voulu en parler avec éloge dans le rapport qu'il a lu, en 1866, à la réunion des Sociétés savantes. Enfin, pour terminer, j'ajouterai que ces mêmes travaux, qui sont aujourd'hui l'objet d'une si amère critique, ont obtenu en 1866, sur la proposition d'une commission de naturalistes, membres de l'Institut, une grande médaille d'argent au concours des Sociétés savantes institué par S. Exc. M. le Ministre de l'instruction publique. Je ne dirai rien de plus sur ce point, Messieurs, car il me semble que ces témoignages sont plus que suffisants pour réduire à rien l'assertion haineuse de M. Colin en ce qui touche ceux de mes travaux sur les vers qui ont été publiés avant l'article Helminthes du *Dictionnaire*.

Après cette excursion en dehors du champ qu'il s'était d'abord assigné, M. Colin revient à l'article dont il vous a demandé la permission de *souligner les erreurs*. « Ce qui me frappe surtout, dit-il, *dans la description des cestoïdes*, « c'est que l'auteur étudie ceux qui sont déjà étudiés, et il ne fait que passer « sur ceux dont on a négligé l'histoire. Ainsi, quand il arrive au tænia du « chien (tænia cucumérin), il dit : « On ne sait rien sur ses migrations et ses « métamorphoses, » au tænia elliptica du chat : « On ne sait point encore « quel est son scolex. » Ne semble-t-il pas que c'était du côté de ces incon- « nues qu'il fallait diriger les recherches ? » Cette nouvelle attaque est étrange au moins à deux points de vue différents. L'article Helminthes devait présenter le résumé de l'état de la science en ce qui concerne ces animaux inférieurs; c'est un fait que M. Colin ne saurait contester. Par conséquent il me fallait bien faire connaître tout ce que l'on sait sur les espèces qui ont été bien étudiées, de même aussi qu'il me fallait bien dire celles dont l'histoire laisse encore peu ou beaucoup à désirer. Pour faire une semblable critique, il a fallu que mon contradicteur oubliât complétement le but de l'ouvrage dans lequel mon article est renfermé. Mais il y a quelque chose de plus extraordinaire encore dans l'attaque de M. Colin : c'est qu'il choisit, pour me critiquer de n'avoir point dit de choses nouvelles *dans mes descriptions*, précisément le chapitre dans lequel j'ai signalé et décrit le plus de formes et d'espèces dont on n'avait absolument rien dit avant moi. Sur dix-neuf tænias et cinq cystiques peu connus, parasites des animaux domestiques qui sont décrits dans l'article HELMINTHES, trois constituent des espèces entièrement nouvelles, et dont jusqu'à présent on ne trouve la description que dans le *Dictionnaire* ou dans les mémoires que j'ai publiés antérieurement; une quatrième forme que j'ai cru ne devoir point nommer s'ajoute aux trois premières; enfin parmi les cestoïdes peu connus, j'ai signalé un cysticerque de la poule, et deux cestoïdes indéterminés, dont il n'est parlé nulle part ailleurs, que je sache, que dans le *Dictionnaire*. En fait de description de formes nouvelles, il faut être bien exigeant pour ne pas se contenter de cela. Quant à cette assertion que c'était du côté des inconnues qu'il fallait diriger les recherches, j'y ai suffisamment répondu en analysant tout à l'heure mes travaux sur les cestoïdes. Il reste encore, sans doute, beaucoup à découvrir, mais mon devoir était d'avouer mon ignorance sur les points qui me sont inconnus, et de les signaler précisément de cette manière à l'attention de ceux qui voudront diriger leurs recherches vers les parties de la science où il y a quelque chose à faire.

Dans le chapitre des NÉMATOÏDES, M. Colin ayant à parler d'un ver que j'ai décrit le premier, et pour lequel il me conteste la priorité, me reproche d'avoir ajouté le mot *nobis* au nom de ce ver. J'ai fait voir plus haut combien ce reproche est peu fondé. Voici maintenant qu'au chapitre de cestoïdes il m'attaque encore sur un helminthe que j'ai nommé et décrit le premier; c'est un fait qu'il ne peut contester, mais il se garde bien de le dire. Il s'attache seulement à présenter ce que j'ai écrit sur cet helminthe de telle manière que cela lui permette d'avoir l'air de *souligner une erreur*. Voici comment il s'exprime à ce propos dans son langage peu bienveillant : « Dans la revue des espèces de tænias, je vois des choses non moins sin-« gulières que les précédentes. Par exemple, en parlant du tænia pseudo-« cucumerina du chien, M. Baillet dit qu'il est souvent fixé assez solide-« ment à la muqueuse pour qu'il soit difficile de l'avoir entier avec la tête. « On l'a au contraire dix-neuf fois sur vingt, en excisant le point de la mu-« queuse auquel il est attaché. » Si M. Colin avait lu la diagnose que j'ai donnée de ce ver, s'il avait seulement lu ce que je dis quelques lignes plus loin, pour le distinguer des botriocéphales dont on pourrait le rapprocher, il se serait aperçu que je n'avais nullement besoin de ses conseils pour apprendre à le détacher avec la tête, puisque j'ai décrit minutieusement cette partie de l'animal où l'on trouve les caractères essentiels qui m'ont décidé à le laisser, au moins provisoirement, dans le genre tænia. En disant qu'il était difficile de l'avoir entier, j'ai voulu simplement faire voir qu'en dépit de sa tête inerme il peut se fixer solidement à la muqueuse. D'ailleurs c'était un avertissement utile à donner à ceux qui voudraient contrôler la description que j'ai faite de ce ver parasite.

A l'occasion du *tænia perfoliata* Gœze, M. Colin me fait une observation qui justifie entièrement ce que j'ai dit plus haut de ses appréciations et de ses insinuations peu charitables, en ce qui concerne les quelques espèces d'helminthes que j'ai déclaré n'avoir point rencontrées, ou n'avoir rencontrées que très-rarement. « En décrivant le tænia perfoliata des solipèdes, dit-il, « M. Baillet le dit fréquent dans l'intestin grêle du cheval. Loin de là, c'est « l'un des plus rares que l'on connaisse. » D'abord j'ai dit que ce ver se rencontrait ASSEZ FRÉQUEMMENT et non pas FRÉQUEMMENT dans l'intestin. Il y a là une nuance qui a de la valeur dans le langage de l'histoire naturelle, et ce n'est pas être exact, surtout lorsqu'on joue le rôle de critique, que de rapporter infidèlement les paroles de ceux que l'on attaque. Quoi qu'il en soit, je maintiens qu'à Toulouse j'ai trouvé *assez fréquemment* le *tænia perfoliata* Gœze chez les solipèdes. Je ne suis pas d'ailleurs le seul auquel cela soit arrivé. Rudolphi, que l'on ne saurait trop citer lorsqu'il s'agit de la recherche et de la description des helminthes, dit en parlant de ce ver : « Hab. in equi « cæco et colo ubi *sæpe copiosam reperi;* Abilgaardius cum specie precedente « habitare refert, sed in equi ventriculo nunquam, in intestinis tenuibus rarius « offendi (ENTOZ. *Hist. nat.* II. 2. p. 90). Dans le *Synopsis* (p. 145), il dit encore : « Hab. in cœco et colo equi caballi, vulgaris. » L'espèce précédente dont il est ici question est le *tænia plicata* Rud., dont le savant helminthologiste dit dans l'*Entozoorum historia naturalis* (tome II. 2. p. 87) : « Hab. in « equi ventriculo, et in intestinis tenuibus rarior; in his quidem sed nunquam « in ventriculo reperi. » Dans le *Synopsis* (p. 145), il ajoute « Hab. in intestinis « tenuibus equi caballi insequente (tænia perfoliata) rarior. » Dujardin rapporte aussi avoir trouvé abondamment, mais une seule fois, le *tænia perfoliata* Gœze dans le duodenum d'un cheval. M. Blanchard en a étudié soixante-dix à quatre-vingts individus qui provenaient du rectum d'un solipède de même espèce; Diesing enfin le signale dans le cœcum et dans le côlon, et plus rarement dans l intestin grêle, tandis que MM. P. Gervais et van Bénéden, d'une part, et M. Davaine, de l'autre, se contentent de le décrire sans rien dire de particulier sur sa fréquence ou sa rareté. Tout cela ne prouve pas, si je ne me trompe, que le *tænia perfoliata* soit, comme le dit M. Colin, l'un des plus rares que l'on connaisse. Mais l'assertion de mon contradicteur prouve une chose qu'il n'est pas hors de propos de faire ressortir. S'il dit que le *tænia perfoliata* est rare, c'est que probablement il ne l'a trouvé que très-rarement, si même il l'a trouvé. M. Colin qui a été longtemps attaché au service d'anatomie de l'École d'Alfort en qualité de chef de service préparateur, a cependant été placé dans les conditions les plus favorables pour observer et pour recueillir les vers de l'intestin du cheval. On ne peut contester, en effet, qu'il ait ouvert un grand nombre de solipèdes. En dépit de cette situation tout exceptionnelle, le *tænia perfoliata* est resté pour lui d'une excessive rareté, tandis qu'il s'est montré assez commun pour moi qui me trouvais placé moins avantageusement que lui pour de semblables observations. N'en est-ce pas assez pour lui démontrer qu'il aurait dû être plus circonspect, quand il m'a reproché de n'avoir pas trouvé abondamment certains vers qui se sont offerts à lui en grande quantité ?

L'observation que je viens de faire me dispenserait presque de répondre à ce qui suit : « A propos du tænia mamillana du cheval, il déclare qu'on le « trouve « dans l'intestin du cheval » et qu'il n'a jamais eu l'occasion de le « voir. Son habitat est donné bien vaguement ; c'est un tænia propre au « cœcum. Si M. Baillet veut l'étudier, j'en tiens une centaine à sa disposition. » Puisque je n'ai jamais rencontré ce ver, et que je n'ai fait que rapporter ce qu'en disent MM. P. Gervais et van Bénéden, il est évident que cette critique ne s'adresse pas à moi, à moins que M. Colin ne veuille *me faire un crime*, lui qui n'a pas trouvé le *tænia perfoliata* Gœze, de n'avoir point rencontré le *tænia mamillana* Mehlis. J'accepte d'ailleurs très-volontiers la proposition qu'il veut bien me faire, et je lui serai très-reconnaissant de me fournir l'occasion d'étudier une espèce intéressante qui, jusqu'à ce jour, à échappé à mes recherches.

A la fin de l'article Helminthes, j'ai donné, dans le but de faciliter les recherches, un tableau des vers qui habitent dans les organes de chacun de nos principaux mammifères domestiques. M. Colin trouve encore à me reprocher d'avoir commis dans ces tableaux plusieurs inexactitudes. La première est relative à la trichine, que j'indique comme ayant été trouvée chez les solipèdes et chez les bêtes bovines, ce qui, d'après M. Colin, « supposerait que ces ani- « maux mangent de la viande. » Ainsi que M. Colin lui-même l'a fait remarquer, je n'ai pas eu jusqu'ici occasion d'observer ni d'étudier la trichine. J'ai donc rédigé, d'après les mémoires originaux que j'ai pu me procurer, la partie de l'article Helminthes qui est relative à ce ver. Pour chacun des faits que j'énonce, je cite l'auteur auquel je l'ai emprunté. Je pourrais donc à la rigueur renvoyer M. Colin à ces auteurs dont il combat l'opinion. Cependant je lui ferai observer que sa critique ne saurait m'atteindre, puisque j'ai fait remarquer moi-même, dans le cours des paragraphes consacrés à la trichine, que les ruminants et les solipèdes résistent énergiquement à l'installation des trichines dans le système musculaire, et que MM. Virchow, Leuckart et Mosler, qui sont des autorités en pareille matière, n'ont jamais pu l'obtenir. Cependant, comme M. de Siebold, qui est aussi une autorité, dit quelque part que la trichine a été trouvée dans les muscles d'un veau, et que M. Fuchs rapporte avoir trouvé de ces vers enkystés dans les muscles du cheval et des bêtes bovines, j'ai cru devoir les inscrire au nombre des helminthes que l'on a signalés chez ces herbivores. Les lecteurs qui consulteront mes tableaux pourront facilement, en parcourant ensuite le texte de l'article, voir dans quelles limites on doit admettre la présence de la trichine enkystée chez les solipèdes et les ruminants. Il n'y a vraiment pas là de quoi m'accuser d'inconséquence.

La seconde observation que me fait M. Colin, à l'occasion des tableaux qui terminent l'article HELMINTHES, est relative au *linguatula tænioïdes* Lamk. M Colin s'étonne : 1° que j'aie placé ce parasite au nombre de ceux qui peuvent vivre chez le cheval ; 2° que je l'aie indiqué à l'état de larve, c'est-à-dire sous la forme de *linguatula denticulata* Lamk, dans des kystes du foie et du poumon ; 3° enfin que je n'aie point décrit le *linguatula tænioïdes* Lamk, dans un article qui est consacré à l'étude des HELMINTHES des animaux domestiques. Je vais répondre à chacune de ces observations, qui sont toutes trois plus étranges l'une que l'autre.

Le *linguatula tænioïdes* Lamk, *pentastoma tænioïdes* Rud., a été indiqué par Chabert comme vivant dans les cavités nasales du cheval. Je n'ignore pas que M. Colin a élevé quelques doutes relativement à la réalité des faits rapportés par ce savant praticien. Mais, si grande que soit l'autorité de M. Colin, elle ne l'est pas encore assez pour qu'un simple doute émis de sa part suffise à faire reléguer parmi les faits apocryphes les observations rapportées par un homme consciencieux dont la bonne foi ne saurait être suspectée. Il y a d'autant moins de raison d'en venir là que le fait de Chabert n'est pas le seul de cette nature qui existe dans les annales de la science, puisque Grève dit avoir trouvé le *pentastoma tænioïdes* Rud. dans les cavités nasales d'un mulet à Oldenbourg. D'ailleurs, il ne me paraît pas nécessaire que les solipèdes « se repaissent « quelquefois, comme le font les chiens, d'entrailles de ruminants » pour que la larve de *linguatula tænioïdes* Lamk. puisse s'introduire dans leurs naseaux. Dujardin rapporte avoir conservé le *linguatula denticulata* Rud. vivant pendant quatre jours. J'ai moi-même conservé dans l'eau pendant quelques jours des pentastomes denticulés qui provenaient du foie d'un lapin, et j'ai reconnu que, dans ces conditions, ils ont continué à vivre. Rien ne s'oppose, d'après cela, à ce que ces parasites entraînés, au moment où un cadavre est ouvert, jusque dans les eaux où vont s'abreuver les herbivores, ne puissent pénétrer dans les cavités nasales du cheval, s'y installer et s'y développer. Il est évident que le fait, s'il existe, doit être infiniment plus rare que la pénétration des mêmes animaux dans les cavités nasales des carnassiers, mais il n'est pas impossible, et cela me suffit en présence des assertions de Chabert et de Grève, pour m'autoriser à inscrire encore le *linguatula tænioïdes* au nombre des parasites qui peuvent vivre chez les solipèdes. Du reste, en cela, je ne fais que me conformer à l'opinion de M. Leuckart, qui, dans un synopsis placé à la fin du remarquable mémoire qu'il a publié en 18:0 sur les pentastomes, dit, après avoir décrit le *pentastoma tænioïdes* Rud : « Habitat in nari- « bus, sinuque frontali canis et lupi, rarissime equi et capræ. » (*Bau und Entwicklungsgeschichte der Pentastomen*, p. 152).

M. Colin a publié plusieurs mémoires par lesquels il a contribué, *après*

MM. van Bénéden et Leuckart, à faire connaître le mode d'existence et de reproduction des pentastomes. Dans ces mémoires, il a constaté que les pentastomes tænioïdes, à l'état de pentastomes denticulés, se développent surtout dans les ganglions mésentériques des ruminants, mais qu'ils peuvent aussi se trouver dans l'épaisseur ou à la surface du foie, à la surface du poumon et dans différents points de l'abdomen et de la poitrine. Avant lui, ces mêmes articulés, à l'état de larves, avaient été trouvés dans le poumon de divers animaux par Frœlich, Legallois, Hermann, Otto et Dujardin, dans le foie de l'homme et de divers mammifères par Abilgaard, Florman, Gurlt, Creplin, Zenker, Leuckart, et dans le péritoine par Gurlt et Leuckart. D'où vient donc que M. Colin s'élève aujourd'hui contre l'indication que j'ai faite dans les tableaux placés à la fin de l'article Helminthes, de la présence de ce parasite dans le foie, le poumon, le mésentère de divers animaux? N'est-ce donc pas là une assertion qui est conforme, non-seulement aux faits rapportés par de bons observateurs, mais encore à ceux qu'il a publiés lui-même? Il a d'autant moins de raison de me critiquer sur ce point que, d'après ses travaux, j'ai indiqué le siége des linguatules dans les ganglions mésentériques du mouton. Toutefois, je n'ai pas cru devoir laisser de côté les observations de ceux qui l'ont précédé, et les miennes propres, dans lesquelles le *linguatula denticulata* Lamk a été trouvé enkysté dans le foie ou dans le poumon. Ici encore, d'ailleurs, je peux m'appuyer sur l'autorité de M. Leuckart, qui dit du *Pentastomum denticulatum :* « Invenitur in cavo et pectorali et abdominali leporis, « caviæ, capræ, hominis aliorumque mammalium (imprimis herbivoracium), « quorum in pulmonibus, hepate aliisque organis internis adolescit folliculo « inclusus. » (*Loc. cit.*, p. 152). Le deuxième grief de M. Colin, au sujet des pentastomes, n'est donc pas mieux fondé que le premier.

Le troisième ne l'est pas davantage encore. Il me sera facile de le démontrer. « Mais pour cette dernière espèce, dit M. Colin après avoir cité quelques « lignes plus haut le *linguatula tænioïdes*, l'auteur nous renvoie au futur « article Linguatule. Il parlait, dans l'article actuel, de vers souvent in- « connus ou peu connus, mais il renvoie à un autre le ver qui, je crois, est « passablement étudié sous le nom de pentastome. » M. Colin a raison, le pentastome tænioïde est aujourd'hui un animal bien connu, et c'est précisément parce qu'il est bien connu que je n'en ai pas fait l'histoire dans l'article Helminthes. Ainsi que j'ai eu déjà occasion de le faire observer, les mots ont, en histoire naturelle, une valeur dont M. Colin me paraît faire très-volontiers bon marché. Cependant, dans la critique qu'il m'adresse ici, il pousse beaucoup trop loin la licence qu'il s'est octroyée à cet égard. Que dans la conversation ordinaire, que dans ses leçons, dans ses écrits même, M. Colin appelle les linguatules des *vers* ou des *helminthes*, je le comprends parfaitement. L'expression propre fait quelquefois défaut, et l'on peut, du reste, par les détails dans lesquels on entre en pareille circonstance, faire comprendre qu'il n'y a là qu'un simple *lapsus* et qu'on est suffisamment renseigné sur la nature de l'être dont on parle. Mais quand mon contradicteur vient me reprocher de n'avoir point décrit la linguatule, qu'il appelle un VER, dans un article exclusivement consacré à l'étude des helminthes, je suis en droit de lui dire que, lui qui s'est fait fort de *souligner mes erreurs. il commet* UNE DE CES MÉPRISES QUE L'ON NE PARDONNERAIT PAS A UN ÉLÈVE DE SECONDE ANNÉE. Si M. Colin avait lu le travail qu'il a attaqué avec si peu de mesure, il aurait vu d'abord que, dans l'article HELMINTHES, je me suis engagé à traiter « de tous les parasites de nos animaux domestiques qui sont « en même temps des VERS dans le sens précis que l'on attache en zoologie à « cette expression, » et ensuite que les acanthothèques parmi lesquels se rangent les linguatules ou pentastomes, sont DES ARTICULÉS PROPREMENT DITS, que l'on s'accorde assez généralement aujourd'hui à rapprocher de la classe des CRUSTACÉS, et que, par conséquent, ils appartiennent non pas seulement à une classe mais encore à un sous-embranchement essentiellement différent de celui des VERS. La classification des acantothèques parmi les articulés condylopodes est admise aujourd'hui sans difficulté par les zoologistes les plus autorisés. C'est une conséquence de l'étude approfondie qui a été faite de ces animaux inférieurs dont l'organisation a été si bien révélée par les recherches de Miram, van Bénéden, Blanchard, Jacquart, etc., etc., et dont les migrations et les métamorphoses ont été décrites avec tant d'exactitude, dès 1857, par M. Leuckart. M. Colin, qui a fait à la Société, en 1861 et 1862, plusieurs communications sur le *linguatula tœnioïdes*, le sait parfaitement. Seulement, puisque malgré moi il m'amène sur ce terrain, qu'il me permette de lui dire qu'il a peut-être un peu trop laissé ignorer aux lecteurs de ses travaux les remarquables résultats obtenus par ses devanciers. C'est à Gurlt qu'appartient le mérite d'avoir soupçonné le premier que le *linguatula denticulata* Lamk. n'est que le jeune âge du *linguatula tœnioïdes* Lamk. C'est à M. Leuckart que revient la gloire d'avoir démontré le premier, *en 1857*, C'EST-A-DIRE QUATRE ANS AVANT LE PREMIER TRAVAIL DE M. COLIN SUR CE SUJET, que les *linguatula denticulata* Rud., *linguatula serrata* Frolich, *linguatula fera* Creplin ne sont que des espèces nominales qui représentent le premier âge du *linguatula tœnioides* et qui, étant « d'abord agames, vivent « enkystées dans le corps de différents animaux phytophages, pour devenir, « au contraire, complètes et sexuées dans des carnassiers faisant leur pâture « de ces derniers. » (P. Gervais et van Bénéden *Zoologie médicale*, I, p. 500.) Sur la question zoologique, les travaux de M. Colin n'ont rien appris qui ne fût démontré déjà par les recherches du savant naturaliste que je viens de citer, et s'il eût écouté les conseils de la prudence, il se serait gardé de lancer contre moi une attaque aussi dénuée de fondement à propos des linguatules, alors qu'il est si facile de trouver le côté vulnérable des travaux qu'il a publiés sur cette matière.

Mais je reviens à la critique à laquelle je suis obligé de répondre. M. Colin, après toutes les observations de détail que j'ai successivement passées en revue, termine en affirmant, d'une part, que mes « descriptions anatomiques « sont, pour la plupart, calquées sur celles du savant ouvrage de Dujardin, » et, de l'autre, « que la partie physiologique et pathologique de l'histoire des « vers fait à peu près complétement défaut dans l'article qu'il examine. » Si M. Colin veut dire que, dans mes recherches et mes descriptions, j'ai pris pour modèle l'ouvrage de Dujardin, je tombe facilement d'accord avec lui ; s'il veut insinuer, au contraire, que j'ai copié la plupart des descriptions de cet illustre helminthologiste, je n'hésite pas à affirmer qu'il est dans l'erreur. Sur soixante-quatorze descriptions de vers qui existent dans mon travail, il y en a treize qui ne se trouvent ni dans l'ouvrage de Dujardin, ni dans aucun autre que j'ai pu consulter, deux qui existent, mais incomplètes, dans le *Systema helminthum* de Diesing, dix sept qui sont littéralement empruntées à divers auteurs et quarante-deux qui avaient déjà été faites par Dujardin longtemps avant que je me fusse occupé de l'étude des helminthes. Les trente-deux formes qui appartiennent aux trois premières catégories n'étant même pas indiquées dans l'ouvrage de Dujardin, il est évident que je n'ai pu en copier les descriptions dans l'histoire naturelle des helminthes. Quant aux autres, il suffit de comparer l'une quelconque de mes descriptions à celles de Dujardin, pour reconnaître que, pour les nombreux vers que j'ai pu étudier par moi-même, il n'est pas une seule de mes diagnoses qui ne soit plus étendue et plus complète que celle qui lui correspond dans l'histoire naturelle des helminthes. La raison en est simple. Dujardin s'est contenté, dans la plupart des cas, de caractériser les vers qu'il a décrits presque uniquement par leurs caractères extérieurs. M'inspirant des recherches de M. Blanchard, j'ai étudié avec soin les organes génitaux internes des vers et j'en ai tiré de bons caractères. « Les organes de la génération, dit M. Blanchard, me semblent toujours « indispensables à connaître dans leurs moindres détails, pour grouper d'une « manière naturelle les espèces dans chaque genre, et les genres dans chaque « famille. La disposition des organes génitaux demeure, je crois, bien connue « à présent dans la plupart des types; elle reste néanmoins inconnue com- « plétement dans plusieurs ordres.... A l'égard des helminthes (M. Blanchard « réserve ce nom aux seuls nématoïdes), la disposition et la forme générale « de ces organes étaient, avant mes recherches, bien constatées dans quel- « ques espèces. Mes observations n'ont ajouté que des faits de détail, quelques « caractères de genres ou de familles. L'utilité d'observations de la même « sorte reste encore manifeste pour beaucoup de types de différents groupes. » (*Recherches sur l'organisation des vers*, p. 335 336). Ce sont les passages que je viens de citer qui m'ont engagé à faire, pendant de nombreuses années, des recherches sur l'organisation de l'appareil génital dans tous les vers que j'ai pu rencontrer. J'ai la conviction d'avoir indiqué, sous ce rapport, des caractères qui ne se trouvent ni dans l'ouvrage de Dujardin, ni ailleurs. J'ajouterai même que c'est en dirigeant mes études de ce côté que j'ai pu redresser quelques erreurs de déterminations spécifiques, et signaler des espèces nouvelles. C'est donc à tort que M. Colin me reproche d'avoir calqué mes descriptions sur celles de Dujardin, si par là il entend dire que je me suis borné à copier ce qu'a écrit ce savant naturaliste.

Quant à l'assertion de M. Colin que, dans l'article Helminthes, la partie physiologique fait à peu près complétement défaut, elle n'est pas sérieuse. L'article Helminthes comporte 168 pages d'impression. Sur ce nombre, trente-cinq à quarante environ sont consacrées aux descriptions de familles, de tribus, de genres et d'espèces. A quoi seraient consacrées celles qui restent, si elles n'étaient utilisées à l'étude de la physiologie de ces animaux? Pour chacun des trois ordres que j'ai admis dans la classe des helminthes, pour chaque famille ou chaque tribu, quelquefois même pour certains genres ou certaines espèces, j'ai fait connaître comment s'accomplissent les principales fonctions, et j'ai particulièrement insisté sur les phénomènes si remarquables de migrations et de métamorphoses qui accompagnent la reproduction de ces animaux, qu'elle se fasse par voie de génération ordinaire ou monogénèse, ou par voie de génération alternante. Cela ne s'appelle-t-il plus faire de la physiologie? Poser la question c'est la résoudre, et c'est démontrer en même temps que je ne me suis pas borné, comme le dit mon charitable critique, à examiner les vers comme des objets de collection que l'on conserve dans des bocaux (1).

Je suis arrivé, Messieurs, au terme des critiques multipliées que M. Colin a formulées contre l'article Helminthes. Lorsqu'au mois d'août dernier, quelques jours après mon départ de Paris, j'eus appris que M. Colin qui, quoi qu'il en dise, ne m'avait pas averti de son intention, avait lu une note dans laquelle il passait en revue la plupart de mes assertions pour les trouver mauvaises, je me suis ému. J'ai craint de m'être trompé, en dépit des précautions que j'avais prises pour bien étudier le sujet que je m'étais chargé de traiter. Si cela m'était arrivé j'en aurais fait l'aveu, ou tout au moins j'aurais gardé le silence. Mais je me suis promptement rassuré quand j'ai vu ce qu'était cette attaque passionnée. Et cependant je n'ai pu m'empêcher d'en

---

(1) Depuis la rédaction de mon travail, il s'est produit un fait qui répond mieux encore que tout ce que je puis dire ici à la critique de M. Colin. Le 18 mai 1868, l'Académie des sciences de l'Institut, sur la proposition d'une commission composée de MM. Milne Edwards, de Quatrefages, Claude Bernard, Robin et Longet, a décerné UN PRIX DE PHYSIOLOGIE EXPÉRIMENTALE à mon *Histoire naturelle des helminthes des principaux mammifères domestiques*, qui n'est autre chose que le tirage à part de cet article Helminthes du *Dictionnaire de médecine, de chirurgie et de médecine vétérinaires*, dans lequel M. Colin trouve que la partie physiologique fait à peu près complétement défaut.

éprouver quelque tristesse, en comprenant que la conduite de M. Colin, à mon égard, avait été dictée par des sentiments hostiles, et non par l'amour de la science. Et maintenant que reste-t-il de cette amère critique ?

M. Colin a lancé contre moi des insinuations malveillantes; j'ai fait voir sans peine qu'aucune d'elles n'est fondée : vous-mêmes, Messieurs, vous n'avez pas attendu ma réponse pour les repousser, et de généreux amis, que je remercie du fond du cœur, les ont accueillies par des protestations comme elles méritaient de l'être, aussitôt après qu'elles ont été formulées.

M. Colin a prétendu *souligner* dans mon travail de nombreuses erreurs; je lui ai fait voir que, le plus souvent, sinon même toujours, les assertions erronées sont de son côté.

M. Colin m'a contesté le droit de nommer une espèce qui n'avait point été décrite, que je sache, avant moi ; je lui ai prouvé que, pour soutenir son opinion sur ce sujet, il lui fallait tout à la fois altérer un passage de ce que j'ai écrit et supposer dans l'ouvrage de Diésing une diagnose qui n'y existe pas.

M. Colin s'est étonné que je n'eusse point décrit les linguatules parmi les VERS ; je lui ai appris que ces animaux inférieurs ne sont point des vers.

M. Colin s'est plaint que je ne lui avais point attribué des découvertes qu'il avait faites ; je lui ai démontré que ces découvertes, pour la plupart, appartenaient à d'autres, que quelques-unes d'entre elles remontaient même jusqu'à Rudolphi, et que l'un des travaux dont il aime le plus à se glorifier était fait par M. Leuckart, quatre ans avant qu'il eût commencé ses recherches sur les pentastomes.

M. Colin a avancé que je lui avais reproché *une prétendue erreur;* j'ai établi que, dans son mémoire sur les sclérostomes qu'il a présenté à l'Académie de médecine à l'occasion de sa candidature, il a commis des erreurs réelles, et que ces erreurs sont graves par les conséquences que l'on en pourrait tirer, si l'on admettait comme vrais les faits qu'il a prétendu démontrer.

M. Colin, enfin, a essayé d'établir que mes travaux antérieurs n'avaient aucune valeur; j'ai répondu à son appréciation malveillante par les opinions nettement formulées des hommes les plus considérables et les plus compétents sur les questions que j'ai traitées, et elles se sont trouvées diamétralement opposées à la sienne.

Que reste-t-il donc encore une fois de la critique de M. Colin? Rien, si ce n'est une nouvelle démonstration de cette vérité bien connue que la haine est mauvaise conseillère et qu'elle obscurcit l'intelligence de ceux qui se laissent entraîner à obéir à ses inspirations.

17257 PARIS. — Typographie de RENOU et MAULDE, rue de Rivoli, n° 144.

www.ingramcontent.com/pod-product-compliance
Ingram Content Group UK Ltd.
Pitfield, Milton Keynes, MK11 3LW, UK
UKHW020958180726
13838UKWH00003B/1384

9 782329 36457